AF318899

DES DOCTRINES

RELATIVES

AU TÉTANOS

HISTORIQUE ET CRITIQUE

PAR

U. SCHNELL
MÉDECIN DES HOPITAUX DE MARSEILLE.

ET

Paul B. BOSSANO
DU LABORATOIRE DE BACTÉRIOLOGIE DE L'ÉCOLE
DE MÉDECINE DE MARSEILLE.

Travail couronné par la Société de Médecine, de Chirurgie et de Pharmacie
de Toulouse (Prix J. Naudin).

PARIS

G. STEINHEIL, ÉDITEUR

2, RUE CASIMIR-DELAVIGNE, 2

1891

DES DOCTRINES

RELATIVES

AU TÉTANOS

HISTORIQUE ET CRITIQUE

DES DOCTRINES

RELATIVES

AU TÉTANOS

HISTORIQUE ET CRITIQUE

PAR

U. SCHNELL ET **Paul B. BOSSANO**

MÉDECIN DES HOPITAUX DE MARSEILLE.

DU LABORATOIRE DE BACTÉRIOLOGIE DE L'ÉCOLE
DE MÉDECINE DE MARSEILLE.

Travail couronné par la Société de Médecine, de Chirurgie et de Pharmacie
de Toulouse (Prix J. Naudin).

PARIS

G. STEINHEIL, ÉDITEUR

2, RUE CASIMIR DELAVIGNE, 2

1891

DES DOCTRINES RELATIVES AU TÉTANOS

HISTORIQUE ET CRITIQUE

A. — HISTORIQUE GÉNÉRAL.

La démonstration de l'utilité pratique des notions pathogéniques n'est plus à faire à notre époque : le point de vue pathogénique, c'est ce qui pratiquement peut permettre d'instituer, avec quelque apparence de logique, une thérapeutique curative. Comme les autres sciences qui ont des applications journalières, la médecine réclame, en effet, des idées directrices pour son intervention ; en dehors d'elles, la thérapeutique est condamnée à l'empirisme. Il faut donc encourager le médecin à « penser pathogéniquement » (1) et détruire cette notion erronée que la pathogénie est une science toute théorique dont on peut se désintéresser. Les maladies redoutables à l'évolution desquelles nous assistons impuissants ont, plus que toutes autres, à bénéficier de cet ordre d'études.

C'est sans contredit sous l'influence de ces tendances nouvelles que de si nombreuses recherches ont été entreprises sur la nature intime du tétanos. Il est donc d'un grand intérêt, au moment où l'accord est prêt à se faire sur la pathogénie de cette affection, d'examiner les diverses théories qui ont été émises à ce sujet.

Iº Période ancienne. — Pour le tétanos, comme pour bien

---

(1) BOUCHARD, Cours de la Faculté de médecine, in *Semaine Médicale*, 1889, p. 107.

d'autres maladies, l'étude pathogénique commence avec les temps modernes, non pas qu'on n'ait de tout temps cherché à expliquer le mode d'action des causes et tenté d'en déduire une thérapeutique rationnelle, mais ce n'étaient que conceptions imparfaites et déductions illusoires. A la période contemporaine appartient l'honneur d'avoir substitué des notions pathogéniques positives aux systèmes hypothétiques antérieurs.

Les anciens auteurs, en présence d'un cas de tétanos, invoquaient le froid. Hippocrate (1) parle longuement des spasmes qui succèdent à une blessure ; la maladie reconnaît pour cause directe le froid et il la combat par les bains de vapeur, l'enveloppement dans d'épaisses couvertures, voire même par l'hydrothérapie ; à l'intérieur, le laurier, l'encens, l'absinthe.

La médecine grecque ne dépasse pas les connaissances hippocratiques. Galien (131 avant J.-C.) résume tout ce qu'on savait à l'époque sur le tétanos et n'y ajoute que peu de faits nouveaux. Il met au premier rang le froid et recommande l'emploi de la thériaque. Jusqu'à la Renaissance, ces seules notions eurent cours.

Le rôle pathogénique du froid qui, auprès des anciens, est primordial, a été d'ailleurs soutenu jusqu'à notre époque, avec cette nuance que de nos jours on a cherché à pénétrer plus avant dans ce mécanisme. Le froid agirait soit en augmentant la réflectivité de la moelle (2), soit en produisant une septicémie autochtone, causée par la suppression des fonctions cutanées (3). Mais dans le premier cas il s'agit d'une théorie nerveuse, dans le second d'une théorie humorale. Leur étude sera donc reprise plus loin. Pour le moment contentons-nous des remarques suivantes :

a) Il y a des observations très nettes de tétanos non précédé de refroidisement.

b) Les effets du froid surviennent immédiatement après le refroidissement, tandis que le tétanos a souvent une longue période d'incubation.

(1) Hippocrate, *Des maladies,* trad. Littré, t. VII. — (2) Saucerotte, in *Gazette hebd. de méd. et de chir.,* 1887. — (3) Article Sueurs in *Dict. encyclop. des Sciences méd.*

c) En supposant que le coup de froid explique les premiers spasmes tétaniques, comment comprendre la persistance de l'exagération du pouvoir réflexe quand le refroidissement a cessé d'influencer les cellules de la moelle?

d) Comment se rendre compte de la marche cyclique de la maladie et de son début par le trismus?

e) Ce sont les climats chauds qui fournissent les cas de tétanos les plus nombreux : d'après Lirogoff (1) le tétanos est très rare en Russie.

L'explication du tétanos par le froid est donc insuffisante. Ce n'est pas à dire que cette influence n'ait aucune valeur, mais on doit l'interpréter autrement : le froid n'est qu'une cause prédisposante (2).

II° Période moderne. — Les idées pathogéniques des anciens devaient fatalement se ressentir des lacunes de leurs connaissances anatomiques et physiologiques. Plus instruits et mieux outillés qu'eux, les auteurs modernes ont pu aborder le problème de la pathogénie du tétanos avec plus de succès. Les sources de renseignements ne leur faisaient pas défaut : l'anatomie pathologique avec Dupuytren, Fernet, Sauvage, Boyer pour l'examen macroscopique ; avec Rokitansky, Demme, Wunderlich pour l'histologie ; la physiologie avec Vulpian, Arloing et Tripier ; la clinique avec ses nombreuses observations des conditions étiologiques du tétanos ; la bactériologie enfin, avec Nicolaïer et Kitasato, pour ne citer que les noms importants, apportaient des renseignements précieux à l'étude pathogénique.

C'est sur ces diverses recherches que se sont édifiées les théories émises sur la nature intime du tétanos :

1° La théorie musculaire, qui ne compte que quelques rares adhérents.

2° La théorie nerveuse, admise à l'origine par Vulpian, Verneuil, Brown-Séquard et Richelot.

3° La théorie humorale soutenue par Travers fils, Rose et Richardson. Cette théorie a, d'ailleurs, été comprise elle-même de manières diverses : l'idée d'une intervention microbienne rallie

(1) Mathieu, in *Dictionnaire encyclop. des Sciences méd.*, art. Tétanos. — (2) Nocard, *Bull. Acad. de méd.*, 1889, t. XXI, p. 208.

actuellement tous les suffrages, de sorte que la théorie humorale s'identifie avec la théorie infectieuse. Le désaccord n'existe qu'au sujet de l'origine du germe tétanique : les tellurisles le rapportent au sol, les équinistes, avec Verneuil, au cheval.

Nous étudierons successivement chacune de ces théories avec les développements qu'elles comportent.

B. — THÉORIE MUSCULAIRE

Étant donnée l'indépendance de l'irritabilité hallérienne, certains auteurs ont cru pouvoir localiser le tétanos dans les muscles, dont la contractilité seule serait mise en jeu. L'explication de ce phénomène varie un peu suivant les auteurs.

1° HYPOTHÈSE DIATHÉSIQUE. — Le Dr Martin de Pedro (1) fait dépendre le tétanos de la diathèse rhumatismale. Voici ses conclusions : « Caractérisé par la contraction permanente des mus-
» cles et toujours produit par le refroidissement, le tétanos est
» localisé dans le système musculaire : c'est une contracture
» d'origine périphérique. La lésion anatomique primordiale est
» dans le tissu fibro-conjonctif qui entoure la fibre charnue et
» l'élément morbide général est catharro-rhumatismal. En em-
» pêchant la respiration musculaire, il produit l'asphyxie mus-
» culaire par intoxication du sang veineux. Le cours du tétanos
» est celui du rhumatisme et ses phénomènes critiques se font
» de même par la peau et les reins ». Cette hypothèse renferme dans ses prémisses une part de vérité. Le froid joue certainement son rôle dans l'apparition du tétanos ; d'autre part on trouve à l'autopsie des tétaniques des lésions musculaires diverses. Ces lésions sont de deux sortes.

a) Lésions mécaniques : Ce sont tantôt des ruptures musculaires signalées par Larrey, S. Cooper, B. Curting, Earle et Foots, tantôt des hémorrhagies interstitielles trouvées dans les muscles des gouttières musculaires par Cruveilhier et Bérard.

b) Lésions de dégénérescence : Dégénérescence cireuse décrite par Bowmann et Zencker ; dégénérescence granuleuse et colloïde étudiée par Conor (2) et par Hayem. Mais tous ces faits intéressants peuvent être autrement interprétés que ne le fait le Dr Martin.

(1) MARTIN DE PEDRO, Nueva doctrina acerca del tetano, in *Union médicale*, 1869, t. VIII, p. 553. — (2) CONOR, Thèse de Paris, 1870.

Le froid n'est pas le seul élément étiologique en cause : nous avons vu plus haut comment il fallait apprécier sa quote-part dans l'apparition du mal.

Les lésions musculaires mécaniques sont évidemment dues à la violence de la contraction des muscles.

Les lésions musculaires de dégénérescence, quelle que soit leur apparence, sont la conséquence directe de la longue durée des contractures.

Mais la théorie que nous combattons a de plus contre elle les faits suivants : les lésions musculaires peuvent faire complètement défaut, comme le démontrent les recherches histologiques de Joffroy (1). D'ailleurs les lésions de dégénérescence seraient-elles constantes, on pourrait aussi bien les rattacher à un état infectieux du sang et fournir ainsi des arguments à la théorie infectieuse.

Enfin, invoquer le rhumatisme parce que le froid est parfois en cause, c'est conserver à la diathèse rhumatismale un domaine pathologique que les recherches modernes ont singulièrement amoindri.

2° HYPOTHÈSES CHIMIQUES. — Elles sont au nombre de deux :

a) Accumulation de l'oxygène dans le système musculaire : Stutz en fait dépendre les contractures tétaniques. Cette opinion paraît trouver un point d'appui dans les recherches récentes de Sczelkow qui a démontré une exagération des combustions intra-musculaires en provoquant chez le chien un tétanos artificiel et en déterminant la quantité d'acide carbonique éliminé. Les contractures tétaniques impliqueraient l'élimination d'une plus grande quantité d'acide carbonique et partant une augmentation des oxydations. Mais ces phénomènes dépendent de l'état de contracture, ainsi que l'ont prouvé les recherches d'Onimus et de Blocq (2).

b) Accumulation des produits de désintégration musculaire : M. Forbes incrimine surtout, parmi ces produits, l'acide lactique et la créatinine. Ces produits agiraient sur les plaques nerveuses terminales et détermineraient les contractions musculaires. Mais

(1) JOFFROY, *Société de biologie*, 1870. — (2) BLOCQ, *Des contractures*, Thèse de Paris, 1888.

les travaux de Warren (1), d'Astaschewsky ont fait au contraire constater une diminution de l'acide lactique. D'ailleurs ici encore il s'agit simplement de phénomènes chimiques, fonctions de la contracture.

Toutes ces théories musculaires ont de plus contre elles deux arguments applicables à toutes : 1° le rôle de la blessure est complètement omis ; elles ne sont guère applicables qu'au tétanos spontané et l'on sait que de nos jours ce dernier a pu être identifié au tétanos traumatique ; 2° les contractures tétaniques ne sont point d'origine myopathique mais névropathique. Les caractères différentiels de ces deux ordres de contracture obligent de faire intervenir l'influence nerveuse si étrangement éliminée par les auteurs précédents (2).

Hâtons-nous de dire que la théorie musculaire ne trouve plus de partisans.

(1) WARREN, *Arch. f. die gesammte Phys.* 1881, t. XXIV, p. 391. — (2) Ces caractères différentiels sont magistralement exposés dans la thèse de Blocq ; nous croyons inutile de nous étendre plus longtemps sur ce sujet, étant donné l'abandon de la théorie musculaire.

Suivant la théorie nerveuse « l'essence du tétanos est un acte réflexe ». Le tétanos serait un réflexe pathologique ayant pour point de départ une irritation nerveuse périphérique, pour condition une suractivité fonctionnelle des parties supérieures de la moelle et pour effet des contractions musculaires, avec ou sans élévation thermique. Les spasmes tétaniques sont assimilés à ces mouvements automatiques que le plus léger attouchement détermine chez une grenouille décapitée. Le tétanos n'est donc qu'un accident nerveux des plaies : étant donné une blessure quelconque, on peut avoir soit le phénomène douleur, soit la stupeur nerveuse, soit un trouble réflexe pouvant porter ou bien sur la vie intellectuelle, c'est alors le délire nerveux, ou bien sur la vie de relation et ici il s'agit des spasmes tétaniques, du tétanos.

CHAPITRE PREMIER. — HISTORIQUE.

La théorie nerveuse fait son apparition à l'époque de la Renaissance.

A. Paré (1) attribue le tétanos à la douleur produite par la blessure d'un nerf. Guy de Chauliac (2) signale le danger des sections nerveuses incomplètes et parle des spasmes tétanoïdes limités au membre blessé. Fabrice d'Aquapendente (3) remarque que les convulsions tétaniques sont surtout fréquentes après les blessures du pied ou de la main, c'est-à-dire dans les régions les plus riches en nerfs, et surtout quand la peau est douloureuse et enflammée. Boerhave (4) invoque la disposition même du nerf blessé.

(1) A. PARÉ, Édition MALGAIGNE, 1561. — (2) G. DE CHAULIAC, Édition JOUBERT, de Lyon, 1659. — (3) F. d'AQUAPENDENTE, *Oper. chir.*, Lugduni Batavorum, 1723. — (4) BOERHAVE, *Aphor. de chirurg.*, commentés par V. SWIETEN, 1753. —

Trinka, de Krzovitz (1), conseille, pour arrêter le tétanos, de sectionner les nerfs incomplètement divisés et même d'amputer le doigt ou l'orteil blessé, méthode qui avait été appliquée en Angleterre dès 1749, par Monro (2). Larrey (3) est grand partisan des sections nerveuses, convaincu que les spasmes tétaniques sont déterminés par les lésions des nerfs. Vulpian (4) défend la théorie nerveuse expliquant tout par les réflexes.

Verneuil (5), Brown-Séquard (6), défendent également cette doctrine, à la Société de chirurgie de Paris.

Richelot (7) l'expose et la préconise dans sa thèse d'agrégation, en 1875. Arloing et Tripier (8) en sont les partisans convaincus. Saucerotte (9) pense que le refroidissement agit sur le système nerveux pour en modifier profondément l'excitabilité d'où dépendent les spasmes tétaniques.

De nos jours, grâce aux progrès de la théorie de l'infection, la théorie nerveuse a été attaquée vigoureusement : citons les thèses inaugurales de Crossouard (10), à Bordeaux, Perron (11), à Lyon et Collin (12), à Paris.

Malgré les nombreux arguments invoqués contre elle, bien qu'abandonnée par ses premiers défenseurs, Verneuil, Richelot, Arloing et Tripier, la théorie nerveuse est pourtant encore soutenue par certains auteurs, du moins pour certains cas où l'infection ne leur paraît pas devoir être invoquée. De ce nombre sont Huttenbrenner et Laborde.

Huttenbrenner (13) distingue deux formes différentes de tétanos : le tétanos avec température élevée qui serait produit par un poison pénétrant dans le sang ; le tétanos apyrétique dont la cause résiderait dans une excitation périphérique.

(1) TRINKA, *Commentarius de tetano.* Vienne, 1777. — (2) MONRO, In PERRON. Thèse de doctorat, Lyon, 1888. — (3) LARREY, *Relat. hist. et chirurg. de l'Armée d'Orient*, 1803 — (4) VULPIAN, *Leçons sur la physiologie du système nerveux*, 1866. — (5) VERNEUIL, *Bull. de la Soc. de chirurgie*, 1870-1872. — (6) BROWN-SÉQUARD, *Bull. de la Soc. de chirurgie*, 1870 et *Archives de Physiologie*, 1869. — (7) RICHELOT, Th. d'agrégation, 1875. — (8) ARLOING et TRIPIER, *Archives de Physiologie*, 1870. — (9) SAUCEROTTE, *loco citato*. — (10) CROSSOUARD, Thèse de Bordeaux, 1887-88, n° 70. — (11) PERRON, Thèse de Lyon, 1888. — (12) COLLIN, Thèse de doctorat, Paris, 1888. — (13) AND VON HUTTENBRENNER (Vienne), Trismus des nouveaux-nés, *Jahrb. f. Kinderheilkunde*, VII Jahrg., I, Heft, 15 déc. 1873, p. 30 et *Gaz. Hebd. de méd. et de chir.*, t. XI, 1874, p. 358.

Laborde (1), dans la discussion qui eut lieu à l'Académie de médecine, en 1889, sur le tétanos, chercha à établir une distinction préalable qu'il considère comme capitale dans la question de la pathogénie du tétanos. Cette distinction procède du syndrome constitutif de la maladie. En effet, l'élément fondamental du syndrome dont il s'agit est le phénomène convulsif à caractère tonique ou tétanique. « Ce phénomène, dit Laborde, peut
» être provoqué par une excitation purement mécanique, aussi
» bien que par une cause chimique et le tétanos microbien doit
» être rattaché à ce dernier type. Ce que je tiens à démontrer,
» ajoute-t-il, c'est que la détermination du tétano. peut être
» subordonnée à deux ordres de conditions étiologiques et pa-
» thogéniques » :
« 1° Conditions mécaniques ou physiques auxquelles ressor-
» tissent probablement les cas de traumatisme accidentel, tels
» que ceux que M. Trasbot (2) a cités, d'un clou implanté dans
» le pied d'un cheval et provoquant le tétanos par voie ré-
» flexe »,
« 2° Conditions d'ordre chimique ou toxique, dans lesquelles
» rentreraient les cas de tétanos par intoxication microbienne,
» soit que le poison agisse localement à la porte d'entrée, comme
» dans les faits signalés par M. Nocard, et conséquemment par
» le mécanisme réflexe, soit qu'il se répande, par voie d'absorp-
» tion, dans l'organisme et qu'il exerce directement son action
» sur les centres nerveux ».

CHAPITRE II. — Pathogénie.

Le mécanisme de l'acte réflexe invoqué pour expliquer le tétanos a été conçu d'une manière diverse suivant les auteurs.

Première hypothèse : D'après de Ricci (3), le tétanos serait dû à une paralysie de la volonté devenue impuissante à régler les

----

(1) Laborde, *Bull. de l'Acad. de médecine*, 1889, 3ᵉ série, t. XXI, p. 618 et suiv. — (2) Voir discussions sur le tétanos, *Bull. de l'Acad. de médecine*. — (3) Ricci, in *Dublin quarterly. Journal of. med. Sc.* 1850.

mouvements de la vie de relation. Tout se passe, en effet, dans le tétanos comme dans l'expérience de la grenouille décapitée : l'activité de la moelle est augmentée, celle du cerveau anéantie.

DEUXIÈME HYPOTHÈSE: Les centres modérateurs des mouvements réflexes, centres admis par Hermann, Terrier, Foster, et qui agiraient normalement à la manière des nerfs d'arrêt, cesseraient de commander à la moelle.

TROISIÈME HYPOTHÈSE: La résistance de la moelle à la diffusion des impressions périphériques serait diminuée ou détruite ; il en résulterait une dissémination des excitations venues de la plaie et, par suite, le défaut de coordination observé dans les mouvements volontaires (Ringer et Murrell) (1).

QUATRIÈME HYPOTHÈSE : Le tétanos serait dû à une excitation exagérée de la substance grise de la moelle. Cette excitabilité serait fonction, soit de lésions matérielles du myélencéphale, soit de perturbations dynamiques des cellules, dans les cas où les lésions font défaut. Les modifications matérielles ou dynamiques de la moelle seraient sous la dépendance soit du refroidissement (tétanos spontané), soit des excitations nerveuses périphériques au niveau d'une plaie (tétanos traumatique).

a) Le rôle du refroidissement dans la théorie nerveuse a été soutenu dernièrement par Saucerotte (2). Le froid peut, en effet, exercer sur les centres nerveux soit une action paralysante, soit une action tétanisante. Le réflexe se produit en somme sous l'influence du même agent sur le même organe, la moelle, avec une simple différence fonctionnelle suivant le département myélitique impressionné. Dans la mort par le froid, n'a-t-on pas des paralysies aussi bien que des contractures ? L'action du refroidissement est prédominante ; la blessure est chose contingente.

b) Les excitations nerveuses provenant de la blessure seraient d'ailleurs toutes puissantes dans le tétanos traumatique. Examinons donc ce qui se passe au niveau des filets nerveux de la plaie.

1re *Opinion.* — Il existe une névrite ascendante, intéressant le nerf plus ou moins haut ; quand la névrite atteint la moelle, des

---

(1) RINGER et MUREL cités par MATHIEU in *Dict. encycl. des Sc. méd.*, art. Tétanos. — (2) SAUCEROTTE, *loco citato.*

phénomènes myélitiques se produisent. C'est l'idée défendue par Laveran (1).

2e *Opinion*. — Les lésions de la névrite ne sont pas nécessaires ; l'excitation du nerf suffit. « Il n'est nullement besoin qu'une lésion visible existe dans un nerf pour que celui-ci influence la moelle d'une façon fâcheuse » (Brown-Séquard) (2). Il n'est pas d'ailleurs nécessaire que l'excitation soit douloureuse : d'après Brown-Séquard, il y aurait antagonisme entre l'action convulsante et la conductibilité douloureuse des nerfs, le simple chatouillement, chez le cobaye rendu épileptique, ayant plus d'action que la douleur pour faire naître un accès.

CHAPITRE III. — Exposé et critique des preuves de la théorie nerveuse.

Tels étant les détails pathogéniques de la théorie nerveuse, quelles sont les preuves qu'elle avance pour édifier ces diverses hypothèses ? Ses arguments sont empruntés à l'anatomie pathologique, à la physiologie, à la clinique et à la thérapeutique. De là quatre groupes de preuves.

I. — Preuves anatomo-pathologiques.

L'anatomie pathologique du tétanos a été l'objet de nombreuses recherches : trouver une lésion constante donnant l'explication des symptômes a été, pendant longtemps, le but visé. Les observations ont porté sur les différents segments du système nerveux.

a) GRAND SYMPATHIQUE. — Le tétanos aurait son point de départ, sinon son siège essentiel, dans les ganglions du grand sympathique. C'est l'hypothèse émise pour la première fois par Swan (3). En faveur de cette opinion nous trouvons les notes de Lobs-

<hr>

(1) LAVERAN, *Archives de physiologie*, 1877. — (2) BROWN-SÉQUARD, *Société de chirurgie*, 1870. — (3) SOURIST, *Thèse de Paris*, 1876.

tein (1), d'Andral (2), de Swan (3), de Carron de Villards (4), d'Arronssohn (5), qui signalent une rougeur très accusée des ganglions semi-lunaires, les observations de Moty (6) qui, à l'autopsie d'un tétanique, trouva le sympathique droit plus volumineux que l'autre et offrant une ecchymose ovalaire. Malheureusement l'opinion de Swan est combattue par le grand nombre d'autopsies où le sympathique a été trouvé sain.

b) Cerveau. — Des lésions cérébrales ont été notées par plusieurs auteurs. Huguier (7) trouve une congestion intense de la masse encéphalique, Bouchard (8) constate, avec cette hyperhémie, l'extravasation des leucocytes dans les gaines lymphatiques.

Rose (9) indique la dureté et l'augmentation de poids de la substance cérébrale. Elischer (10) signale des altérations multiples: épaississement de l'épendyme des ventricules latéraux et du quatrième ventricule ; hypertrophie de la couche sous-épithéliale avec multiplication nucléaire dans les cellules ; hyperplasie connective dans les ganglions opto-striés ; prolifération cellulaire dans le noyau lenticulaire.

C'est en tenant compte de ces lésions que certains auteurs ont parlé de la suppression du mécanisme des centres supérieurs modérateurs de l'action réflexe médullaire. Mais il faut observer d'abord que, dans la majorité des cas, le cerveau est sain ; ensuite, que l'on doit tenir compte des contractures multiples du tétanos qui suffisent à expliquer ces diverses lésions, évidemment consécutives.

c) Méninges. — Le tétanos serait une méningite bulbo-spinale. Les faits suivants sont invoqués à l'appui de cette hypothèse.

Dupuytren (11) décrit une méningite rachidienne. Ucelli (12) trouve une exsudation pseudo-membraneuse à la surface médul-

(1) Lobstein, in Mathieu, art. Tétanos, *Dict. encyclop. des Sc. méd.* — (2) Andral, in *ibid.* — (3) Swan, *Archives gén. de méd.*, 1837 et in Thèse de Paris, 1876. — (4) Carron de Villards, in. *Dict. encyclop. des Sc. méd.*, art. Tétanos. — (5) Arronssohn, *eod. loc.* — (6) Moty, *Société de chirurgie*, août 1882. — (7) Huguier, *Société de chirurgie*, 1851. — (8) Bouchard, *Société de biologie*, 1870. — (9) Rose, *Traité de chirurgie* de Pitha et Billroth. art. Tétanos. — (10) Elischer, *Lester med. Chir. Presse*, 1875, n° 15. — (11) Dupuytren, *Clin. chirurg.*, 1839. — (12) Ucelli, *Arch. gén. méd.*, 1824, t. V, p. 298.

laire. Nicolet (1) note des lésions méningées en serrant les cordons antérieurs de la moelle et les racines antérieures des nerfs rachidiens. Nouet (2) signale, dans un cas, une hyperhémie de la pie-mère, épaissie et adhérente. Matuszynsky (3) trouve 16 fois sur 20 une hémorrhagie extra-méningée.

Certainement les lésions des méninges permettraient d'expliquer les contractures et les douleurs. Mais contre cette doctrine, plusieurs arguments. Normalement, l'irritation nerveuse consécutive à l'inflammation méningée rachidienne est suivie de paralysie, or la paralysie n'est pas un symptôme tétanique. De plus, la méningite est chose rare dans les autopsies des tétaniques.

d) Moelle. — Les altérations médullaires dans le tétanos ont été observées par un grand nombre d'auteurs. Mais, au point de vue de la valeur des observations, il importe de distinguer deux phases suivant qu'on a eu recours à l'examen macroscopique ou à l'examen microscopique.

1° *Examen macroscopique.* Il s'agit ici des remarques d'autopsies faites par l'étude macroscopique seule :

Les auteurs du *Compendium* fournissent les travaux de leurs devanciers relevant de nombreux cas de ramollissement de la moelle, au niveau des points d'émergence des nerfs thoraciques et abdominaux (4).

Larrey (5), dans un grand nombre d'autopsies et particulièrement dans les hôpitaux de Louvain, après Waterloo, note l'inflammation de la moelle, avec épanchement de sérosité rougeâtre dans le rachis. Huguier (6) mentionne l'hyperhémie du myélaxe.

Les recherches précédentes n'ont qu'une valeur relative. On peut, en effet, incriminer les altérations cadavériques en plus d'un cas ; en outre, le contrôle du microscope fait défaut.

2° *Examen microscopique.* L'histologie pathologique donne plus d'importance aux faits suivants où la moelle offre des mo-

(1) Nicolet, *Dict. encyclop. des Sc. méd.*, art. Tétanos. — (2) Nouet, *in Concours médical*, juillet 1881. — (3) Matuszynsky, *Dict. encyclop. des. Sc. méd.*, art. Tétanos. — (4) *Compendium*, Du tétanos, 1815. — (5) Larrey, *in Relations chirurgicales.* — (6) Huguier, *Soc. de chirurgie*, sept. 1851.

dification d'une nature beaucoup plus délicate. Ces modifications ne sont pas de même ordre : nous les répartirons en quatre groupes.

Premier groupe : Hyperhémie sans modification de la névroglie et des cellules.

Joffroy (1) signale, comme seules lésions, une dilatation de tous les vaisseaux avec extravasation d'hématies et petits foyers hémorrhagiques. Sa conclusion est : « la congestion est la seule lésion qui existe, à coup sûr, dans le tétanos. » Copland (2), Mac Donnell (3), Quinquaud (4), dans cinq autopsies, aboutissent aux mêmes conclusions. Liouville (5) ne voit que des vaisseaux volumineux, gorgés de sang, dans toutes les parties des centres nerveux ; il signale des zones marbrées et une coloration hortensia de la substance grise. Poncet (6) arrive à des résultats analogues.

Deuxième groupe : Foyers de désintégration granuleuse disséminés partout :

Lockhart Clarke (7) et Dickinson (8) décrivent une dilatation énorme des vaisseaux et autour d'eux une sorte de gaîne d'exsudation refoulant et détruisant le tissu propre médullaire, de manière à former des foyers, dits de désintégration granuleuse, disséminés partout, mais plus nombreux dans la substance grise.

Ces lésions n'ont pas été relevées par d'autres auteurs. Joffroy, notamment, les a inutilement cherchées.

Troisième groupe : Myélite aiguë diffuse.

Rokitansky (9), Demme (10), Wunderlich (11), Bouchard (12) et Arloing et Tripier (13) trouvent dans leurs autopsies une prolifération nucléaire de la névroglie, avec pigmentation des cellules.

Broca (14), James Tyson (15) décrivent le ramollissement

(1) Joffroy, *loco citato*. — (2) Copland, *Dict. encyclop. des Sc. méd.*, art. Tétanos. — (3) Mac Donnell, *eod. loc.* — (4) Quinquaud, in Leclerc, Thèse de Paris, 1872. — (5) Liouville, *Soc. de biologie*, 1870. — (6) Poncet (de Cluny), *Soc. de biologie*, 1881. — (7) Lockhart Clarke, *The Lancet*, 1864-1865. — (8) Dickinson, *The Lancet*, 1867. — (9) Rokitansky, *Dict. encyclop. des Sc. méd.*, art. Tétanos. — (10) Demme, *Beitrage f. path. Anat. der Tetanus*, Leipzig, 1859. — (11) Wunderlich, *Archiv. der Heilkunde*, 1862. — (12) Bouchard, *loc. cit.* — (13) Arloing et Tripier, *Archives de physiologie*, 1870. — (14) Broca, *Gaz. des Hôpitaux*, 1870. — (15) James Tyson, *The Practitionner*, août 1877.

et la diffluence médullaire. Charcot et Michaud (1) concluent à une myélite centrale suraiguë caractérisée par la prolifération des éléments nucléaires dans le tissu réticulé de la substance grise de la moelle (4 autopsies).

Elischer (2) admet deux étapes dans le processus morbide : la première constituée par la prolifération nucléaire de la substance réticulée intercellulaire, dans les régions cervicale et thoracique ; la seconde, par la dégénérescence, avec atrophie des noyaux des cellules nerveuses, dans le territoire des V° et VII° paires crâniennes, dans les olives et la moelle cervicale. Laveran (3) note une myélite diffuse aiguë frappant surtout la substance blanche et le tissu conjonctif. Woods (4) insiste surtout sur ces altérations myélitiques au niveau des noyaux d'origine de l'hypoglosse et du pneumo-gastrique.

Amidon (5), encouragé par les découvertes d'Elischer et de Woods sur les noyaux de certains nerfs crâniens, s'attache à étudier les altérations nucléaires de ces nerfs, dans une autopsie faite dix heures après la mort. Il trouve des foyers d'exsudation de matière granuleuse, des dilatations vasculaires, des vacuoles à la hauteur des noyaux du spinal, de l'hypoglosse, de l'auditif, du glosso-pharyngien et du trijumeau. Ross (6) confirme partiellement ces résultats. Stirling (7) se contente de décrire la myélite diffuse. Guérin (8) cite quatre cas où le ramollissement de la moelle allait jusqu'à la désorganisation.

Quatrième groupe : Inflammation des cellules ganglionnaires.

Aufrecht (9) est le seul qui admette une inflammation primitive des cellules médullaires ; il les trouve très altérées dans les cornes antérieures.

. . . .

Ces différentes lésions de la moelle peuvent-elles servir de bases sérieuses à la théorie nerveuse ? Bien des raisons s'y oppo-

(1) Charcot et Michaud, *Soc. de biologie*, 1871 et *Archives de physiologie*, 1872. — (2) Elischer, *Pester med. chir. Presse*, 1875, n° 15 et *Arch. Virchow*, 1876. — (3) Laveran, *Archiv. de physiologie*, 1877. — (4) Woods, *The Lancet*, 1878. — (5) Amidon, *Arch. of medec. New-York*, 1879, p. 265. — (6) Ross, *Med. Times and Gaz.*, 1878, t. II, mai, 1879. — (7) Stirling, *St. George's Hosp. rep.*, 1883. — (8) Guérin, *Bull. de l'Acad. de médecine*, 1858, t. XX, p. 738. — (9) Aufrecht, *Deutsche med. Wochenschrift*. 1878, n°s 14 et 15.

sent ; les résultats obtenus sont des plus discordants : ici on ne trouve que des dilatations vasculaires, là une inflammation allant jusqu'au ramollissement.

Dans les cas de lésions matérielles, pour les uns (Charcot et Michaut) ce serait le tissu conjonctif, pour les autres (Aufrecht), les éléments nerveux qui seraient particulièrement atteints.

Le désaccord existe également pour la localisation des lésions : Broca et Tyson soutiennent que la myélite occuperait la moelle lombaire, quand la plaie du tétanique est dans les membres inférieurs ; la moelle cervicale, quand les membres supérieurs sont blessés. Charcot et Michaud pensent que les lésions atteignent toujours leur maximum dans la région lombaire ; ce serait, au contraire, toujours dans la région cervicale qu'on les rencontrerait d'après Elischer, Aufrecht et Woods.

Les lésions des noyaux d'origine des nerfs crâniens, dont la description par Woods, Amidon et Ross fit tant de bruit, n'ont pas été retrouvées par des observateurs compétents tels que Poncet (1), Carrington et Wright (2).

Bien des lésions décrites, dans des autopsies faites de 24 à 36 heures après la mort, paraissent devoir se rattacher aux altérations cadavériques (observations de Guérin). En bien des cas il est tout aussi logique de voir, dans les altérations médullaires, la simple conséquence des troubles fonctionnels. La congestion elle-même, qui s'observe dans la grande majorité des cas, ne peut expliquer la cause prochaine du tétanos : « C'est là un phénomène secondaire comme dans l'empoisonnement par la strychnine (3).

Il existe de nombreux faits dans lesquels les recherches microscopiques les plus minutieuses n'ont pu faire découvrir aucune altération soit nerveuse, soit congestive de la moelle. Dans cette classe se rangent les faits négatifs de Leyden (4), Billroth (5), Robin (6), Ranvier (7), Hayem (8) et Vulpian (9). Ces observa-

(1) Poncet, *Soc. de biologie*, 1881. — (2) Carrington et Wright, *Guy's Hospital reports*, 1882, p. 185. — (3) Vulpian, *Leçons sur la phys. gén. et comp. du syst. nerveux*, Paris, 1866. — (4) Leyden, *Beitrage f. path. anat. der tetanus*, Leipzig, 1859. — (5) Billroth, *Éléments de path. chir. gén.*, p. 127. — (6) Robin, *Bull. gén. de thérapeutique*, 30 avril 1868. — (7) Ranvier, in Dujardin-Beaumetz, Thèse d'agrégation, 1872. — (8) Hayem, Thèse d'agrégation, 1872. — (9) Vulpian, *Leçons sur le syst. nerveux*, 1866.

tions indiscutables conduisent à cette conclusion que les accidents du tétanos peuvent se produire sans qu'il existe des lésions appréciables de l'axe cérébro-spinal. En pareille circonstance on admet, il est vrai, une suractivité fonctionnelle de la moelle entretenue par les irritations périphériques, mais il ne s'agit plus d'arguments anatomo-pathologiques.

Enfin, de même que dans l'empoisonnement par la strychnine, qui offre plus d'un point d'analogie avec l'intoxication tétanique, les lésions anatomo-pathologiques sont très inconstantes et très mal définies, de même la variabilité des lésions observées dans le tétanos pourrait s'expliquer par l'action, si peu connue encore, des ptomaïnes.

c) NERFS. — L'étude anatomo-pathologique des nerfs a paru importante en présence de ces cas de tétanos, où l'affection commence par des douleurs au niveau de la plaie, par des spasmes dans le membre blessé. Les recherches macroscopiques avaient déjà fourni, à ce point de vue, quelques résultats : la rougeur, la tuméfaction, l'injection anormale des nerfs dans la plaie sont notés par Larrey, Lepelletier (1), Monod (2), Jobert (3) et Friedreich (4) qui rapporte trente cas dans lesquels l'inflammation névritique a été constatée. Frohriep (5), dans sept observations, suit l'inflammation du névrilème jusqu'à la moelle. Curling (6) signale la dissémination des foyers morbides dans la longueur des nerfs. Remak (7) constate, chez deux sujets, la propagation de l'inflammation jusqu'aux centres. Brown-Séquard (8) avance trente-six cas de phlegmasie nerveuse. Enfin, Chopard (9) donne, dans sa thèse, une observation de Gaujot dans laquelle cet auteur décrit la névrite des nerfs médian et radial.

Les recherches histologiques ont fourni d'autres arguments : Arloing et Tripier (10) décrivent, chez un sujet mort du tétanos, une névrite du sciatique poplité externe. Il s'agissait, dans ce cas, d'une fracture de jambe avec eschare.

---

(1) LEPELLETIER, *Acad. Royale de médecine*, 1826. — (2) MONOD, *Bull. de la Société anatomique*, 1826. — (3) JOBERT, *eod. loc.*, 1828. — (4) FRIEDREICH, *Sur le tétanos traumatique*, Berlin, 1838. — (5) FROHRIEP, *Neue Notizen*, 1837. — (6) CURLING, *Treatise on tetanus*, London, 1836. — (7) REMAK, Berlin, 1860. — (8) BROWN-SÉQUARD, *Soc. de chirurgie*, 187... — (9) CHOPARD, *Thèse de Paris*, 1876. — (10) ARLOING et TRIPIER, *Arch. de phys.*, 1870.

Michaud (1) a fait, chez deux sujets tétaniques, les constatations suivantes :

1er *cas* : Tétanos à la suite d'une plaie de poitrine ; les nerfs sciatiques offraient des épanchements sanguins sous le névrilème et dans l'épaisseur du nerf.

2e *cas* : Tétanos après une blessure de la cuisse ; dans le nerf sciatique correspondant, un grand nombre de tubes nerveux étaient atrophiés avec disparition de la myéline et gaîne de Schwann affaissée.

Laveran (2), dans une observation où le tétanos suivit le broiement de la jambe droite et l'écrasement du pied gauche, note : une névrite limitée à quelques faisceaux des tubes nerveux, intéressant le nerf tibial postérieur gauche depuis son origine jusqu'à sa terminaison ; une myélite diffuse aiguë. Laveran pense que l'inflammation médullaire est la conséquence de la névrite ascendante. Pitres et Vaillard (3) trouvent, dans un cas de tétanos survenu dix jours après des brûlures diverses, une névrite multiple atteignant les nerfs correspondants aux régions les plus atteintes par les brûlures ; ces altérations remontaient, dans les filets nerveux, jusqu'à la moelle.

Tel est le bilan des travaux histologiques effectués sur les nerfs des tétaniques. Malgré leur petit nombre on a cru pouvoir invoquer ces lésions névritiques pour expliquer, soit l'excitabilité exagérée de la moelle (Brown-Séquard), soit les altérations myélitiques dont nous avons parlé plus haut, par l'intermédiaire d'une névrite ascendante (Laveran). Mais il est un argument primordial à faire valoir ici : l'inconstance avérée des altérations des nerfs périphériques. Arloing et Tripier, tout en mentionnant l'existence, chez un tétanique, d'une névrite du sciatique poplité externe, se hâtent d'ajouter qu'il ne s'agit là que d'un épiphénomène étranger à la maladie principale et que les altérations de même ordre ne se rencontrent pas dans tous les cas.

Michaud, dans deux de ses observations, ne constate aucune lésion des nerfs au niveau de la blessure. Joffroy (4), dans un cas

(1) MICHAUD, *Arch. de phys.*, 1871-72. — (2) LAVERAN, *Arch. de phys.*, 1877. — (3) PITRES et VAILLARD, *Arch. gén. de médecine.* 1888. — (4) JOFFROY, *Soc. de biologie*, 1870.

de tétanos minutieusement observé, trouva les nerfs absolument sains. Poncet (1) a soigneusement examiné, après immersion dans l'acide osmique, les divers filets nerveux aboutissant à la plaie, chez un sujet mort tétanique, à la suite d'un traumatisme du pouce. Ces recherches ne donnèrent aucun résultat.

Pitres et Vaillard citent deux observations où la névrite faisait absolument défaut, malgré l'existence de violentes douleurs au niveau des blessures.

L'intégrité du système nerveux périphérique est donc trop fréquemment mentionnée pour que l'on puisse admettre l'intervention constante de la névrite ascendante comme facteur pathologique des lésions médullaires, pas plus que d'une névrite localisée à la périphérie et actionnant la moelle pour y provoquer une excitabilité exagérée.

Nous avons passé en revue les lésions des différents segments du système nerveux chez les tétaniques, lésions invoquées, pour sa défense, par la théorie nerveuse. La critique des faits que nous venons d'exposer démontre aisément l'impossibilité où l'on est aujourd'hui d'expliquer l'évolution du tétanos par une altération quelconque du système nerveux. Telle est la conclusion de l'examen des preuves anatomo-pathologiques de la doctrine nerveuse.

II° — Preuves physiologiques.

La physiologie expérimentale peut-elle fournir des arguments à la théorie nerveuse ? De l'aveu de Richelot (2) qui, en 1875, en fut un énergique défenseur, ces arguments sont bien pauvres. Le tétanos proprement dit n'a été provoqué que très exceptionnellement : nous ne pouvons citer que deux faits :

Brown-Séquard (3) put engendrer le tétanos en enfonçant un clou dans la patte d'un chien. Goubaux (4) cite une observation qui a la valeur d'une expérience de laboratoire ; un che-

<hr>

(1) Poncet, *Dict. de méd. et de chir. prat.*, art. Tétanos. — (2) Richelot, Thèse d'agrégation, 1875. — (3) Brown-Séquard, *Bull. Soc. chir.*, 1870. — (4) Goubaux, *Bull. Acad. de méd.*, 1889, p. 681.

yal, appartenant à un carrier de Gravelle, avait un accès de fluxion périodique de l'œil gauche ; il fut traité par un maréchal-ferrant, empirique, qui découvrit le nerf dentaire supérieur et appliqua, entre ses fibres, un morceau de racine d'ellébore, macérée dans le vinaigre : le tétanos éclata deux jours après.

En se plaçant à côté de la question, on pourrait exposer les expériences de Brown-Sequard, déterminant l'épilepsie par section des nerfs sciatiques ou des racines postérieures chez le cobaye. Ce sont là les seules preuves physiologiques que l'on peut avancer à l'appui de la théorie nerveuse du tétanos.

La valeur de ces preuves est bien minime : dans l'expérience de Brown-Sequard, il n'y a pas eu désinfection de l'agent d'ex-citation, si bien que la théorie infectieuse, dont nous parlerons plus loin, peut faire intervenir, dans ce cas, un agent bactérien pathogène. Brown-Sequard n'a jamais pu d'ailleurs renouveler l'expérience en question avec succès.

A la suite de l'observation citée plus haut, Goubaux fit l'ex-périence suivante : chez une jument très sensible il mit à nu le nerf dentaire supérieur, qu'il écrasa avec une pince anatomique, après quoi il enclava, entre les faisceaux du nerf, un morceau de graine d'ellébore marinée dans du vinaigre. Il n'y eut pas de tétanos. Les conditions étant les mêmes dans l'observation et dans l'expérience, on peut conclure que le tétanos s'est produit dans l'observation parce qu'indépendamment de l'excitation du nerf dentaire, il existait un autre élément étiologique qui fit défaut dans l'expérience.

Enfin le tétanos est trop distinct de l'épilepsie pour que les expériences de Brown-Sequard, à ce sujet, puissent être utile-ment invoquées. Les faits physiologiques mis en avant n'ont donc aucune valeur. D'autre part très nombreuses sont les expé-riences où les excitations nerveuses de toute espèce ont été impuissantes à engendrer le tétanos.

Tillaux (1) a pratiqué sur le lapin des contusions et des distén-sions de nerfs ; il a effectué des distensions extrêmes des sciati-ques chez ces mêmes animaux : le tétanos ne s'est jamais mani-

(1) TILLAUX, cité par TRIPIER, in *Dict. encyclop. des Sc. méd.*, art. Nerfs.

festé à la suite de ces expériences. Arloing et Tripier (1) ont soumis des animaux divers à des excitations mécaniques ou électriques ; chez la grenouille, le lapin, le chien, le cheval, la piqûre, le pincement des nerfs n'a donné aucun résultat. L'irritation galvanique a également échoué chez le cheval.

Ces expérimentateurs ont fait plus tard (2) de nouvelles expériences consistant en contusions, distensions, piqûres, coupures, ligatures des nerfs chez les animaux, sans pouvoir jamais provoquer le tétanos.

Weir-Mitchell (3) nous dit qu'il a échoué dans plus de 70 expériences exécutées sur les animaux. Descot (4) a pratiqué bien souvent des piqûres et des ligatures de nerfs sans provoquer de phénomènes tétaniques. Lewaschew (5), voulant apprécier l'influence des excitations nerveuses sur les vaisseaux, a fait sur le chien l'expérience suivante : le nerf sciatique étant mis à nu, il passe à travers le tronc nerveux un fil imbibé d'une solution de chlorure de sodium plus ou moins concentrée. Il se développe une inflammation assez vive ; la patte correspondante devient chaude et hyperesthésiée, mais il ne survient aucun phénomène tétanique.

Schnell (6), reproduisant les expériences de Lewaschew, a soumis les sciatiques du chien à des excitations de tout genre : compression du nerf par un fil de fer traversant le tronc nerveux de part en part et enroulé ensuite sur le tissu nerveux de manière à l'enserrer étroitement ; le nerf est traversé par un fil imbibé d'acide osmique ou de chlorure de sodium ; injections répétées d'acide osmique dans le tissu nerveux. Les animaux qui ont servi à instituer ces expériences n'ont jamais contracté le tétanos.

Enfin, dans ces dernières années, l'étude des névrites expérimentales provoquées par la piqûre, dans le tissu nerveux, de l'aiguille de la seringue hypodermique, suivie de l'injection interstitielle d'une solution mercurielle par Letulle, (7) de solutions

(1) Arloing et Tripier, *Archives de physiol.*, n° 2. — (2) Arloing et Tripier, *Dict. encyclop. des Sç. méd.*, art. Nerfs. — (3) Weir-Mitchell, *Lésions des nerfs*, 1874. — (4) Descot, *Dict. encyclop. des Sc. méd.*, art. Nerfs. — (5) Lewaschew, *Arch. slaves de biol.*, 1883. — (6) Schnell, *Lésions cardio-vasculaires d'origine nerveuse.* Thèse de doctorat, Paris, 1886. — (7) Letulle, *France Médicale*, 1887, n° 3.

plombiques par Pitres et Vaillard (1), d'éther par Ocounkoff (2) et Pitres et Vaillard (3), n'ont jamais engendré le tétanos.

Il est facile de voir par cet exposé combien la physiologie expérimentale est peu favorable à la théorie nerveuse du tétanos.

III° — Preuves cliniques.

A) **Exposé**. — Les partisans de la théorie nerveuse trouvent dans la clinique de nombreux arguments en leur faveur.

a) Tempérament nerveux. — Le tempérament nerveux prédispose tout particulièrement au tétanos. C'est là une remarque que l'on trouve sous la plume de tous les auteurs qui ont étudié l'étiologie de cette affection.

Luys, en France, lui fait jouer le rôle primordial. Rose (4) en Allemagne, en comparant le poids du cerveau de neuf tétaniques de race et d'âge connus, à ceux d'individus dans les mêmes conditions, a obtenu un excédant de poids assez notable en faveur des tétaniques.

Laurent (5) raconte que, pendant l'évacuation des blessés d'Eylau sur Thorn, on remarqua avec étonnement l'absence de cas de tétanos parmi les blessés qui eurent à supporter, par un froid très vif, un voyage excessivement pénible. Un officier, âgé de 18 ans, en fut seul atteint. Percy attribua cet accident à une sensibilité trop exaltée qui faisait le fond du caractère de ce jeune homme (1).

b) Émotions. — Les émotions agiraient puissamment dans l'invasion tétanique :

Dupuytren (6) insiste sur l'influence des dispositions morales dans lesquelles se trouvent les blessés, sur l'influence des sensations brusques qui résultent des appels subits aux armes pendant les veillées du bivouac, des coups de fusils, des coups de canon, du son des cloches pendant la nuit. Aussi dans certaines guerres, voit-on les vaincus compter plus de cas de tétanos que

---

(1) Pitres et Vaillard, *Soc. de biologie*, 1877. — (2) Ocounkoff, Thèse de Paris, 1877. — (3) Pitres et Vaillard, *Soc. de biologie*, 1877. — (4) Rose, art. Tétanos in *Traité de* Pitha et Billroth, 1870. — (5) Laurent, *Hist. de* Percy, Versailles, 1827. — (6) Dupuytren, *Clin. chirurg.*, 1839.

les vainqueurs : après Waterloo, Larrey observe un plus grand nombre de tétaniques que Thompson ; après Solférino et Magenta, Demme (1) compta 56 Autrichiens pour 30 Franco-Sardes tétaniques.

Vaslin (d'Angers) (2) cite le cas d'un enfant qui, dans une chute, se fit des fractures multiples avec plaies. Tout se passa bien pendant les dix premiers jours, lorsque le onzième, à la suite de visites reçues la veille et d'altercations entre l'enfant et ses sœurs, le tétanos éclata. L'auteur ne veut voir dans ce cas que la susceptibilité nerveuse de l'enfant mise en jeu par la surexcitation de la dispute (!).

LÉSIONS TRAUMATIQUES DES NERFS. — D'après les partisans de la théorie nerveuse, l'étude des diverses sortes de lésions traumatiques des nerfs démontrerait, d'une manière indiscutable, l'intervention du système nerveux dans le développement du tétanos.

1° *Piqûres, coupures, contusions de nerfs* : Larrey cite une observation dans laquelle une des branches du nerf sous-orbitaire fut éraillée par un coup de lance ; le tétanos se déclara à la suite de cette blessure. Billroth a vu le nerf médian à moitié déchiré dans un cas de tétanos mortel. Lingaud observa, à l'autopsie d'un tétanique, un écrasement du nerf tibial postérieur dont les fibres délacérées se perdaient au milieu d'un magma putrilagineux.

2° *Cautérisation des nerfs* : Frerich rapporte un cas dans lequel le tétanos survint à la suite de l'application d'une pastille de potasse caustique sur le trajet du nerf coraco-brachial. Fauchard signale une observation analogue : application d'un cautère sur une dent cariée.

3° *Distension des nerfs* : Kœrte cite un cas de tétanos causé par le tiraillement du nerf cubital après une fracture avec plaie des os de l'avant-bras. Heath parle d'un homme devenu tétanique après une blessure de la main où le nerf cubital fut fortement tiraillé.

(1) DEMME, *Leipzig und Heidelberg*, 1859 et 1861. — (2) VASLIN (d'Angers), *Congrès français de chirurgie*, 2ᵉ session, 1886, et in COLLIN, *De la nature infectieuse du tétanos en général*, Thèse de doctorat, Paris, 1888, p. 30.

4° *Compression des nerfs par corps étrangers* : Dupuytren rapporte le cas bien connu d'une mèche de fouet enkystée dans l'épaisseur du nerf cubital. Hutin, à la suite d'une blessure par coup de feu, suivie de tétanos, constate que la balle comprimait une branche nerveuse du plexus lombaire. Heinecke trouve un fragment de balle sous le névrilème du nerf sciatique d'un tétanique. Demmarck rencontre un morceau de plomb dans le nerf radial d'un blessé atteint de tétanos. Duplay, chez un homme devenu tétanique après une blessure du pied produite par un clou, retire un morceau de cuir qui s'était enfoncé dans le nerf plantaire externe. Richet signale le cas de Dudon qui trouva, à l'autopsie d'un tétanique, un fragment d'habit placé dans les fibres du nerf sciatique poplité externe. Weill, après une blessure des doigts compliquée de tétanos, trouve dans l'auriculaire amputé une esquille délacérant le nerf collatéral externe.

Richelot cite une observation de Dubuc pendant la guerre : il s'agit dans ce cas d'un blessé devenu tétanique après une fracture compliquée du calcanéum : le nerf tibial postérieur fut trouvé délacéré par des esquilles osseuses.

5° *Ligature des nerfs* : Lecat a observé, à Rouen, un jeune homme devenu tétanique à la suite d'une ligature englobant le nerf en même temps que le vaisseau d'où provenait une hémorrhagie. Larrey constate le tétanos après une ligature du nerf crural chez un amputé de cuisse ; après une ligature comprenant le nerf médian et l'artère humérale chez un amputé du bras.

Descot observe un accident analogue : tétanos à la suite d'une ligature du nerf sciatique dans un cas d'hémorrhagie de l'artère nourricière.

Les cas de tétanos à la suite de castrations et d'ovariotomie s'expliqueraient par la ligature du pédicule.

6° *Tiraillement des nerfs englobés par des cicatrices* ; Larrey, Langenbeck et Mollière (de Lyon) ont vu, chez plusieurs sujets tétaniques, la cicatrice englober des extrémités nerveuses.

En résumé les nombreuses observations de lésions traumatiques des nerfs s'accordent à démontrer que le tétanos est directement sous leur dépendance.

B) Critique. — La critique de cet ensemble de preuves est aisée.

1° TEMPÉRAMENT NERVEUX. — Le tempérament nerveux auquel on fait une part si belle n'est en réalité qu'un fait absolument contingent. Dans combien d'observations ne fait-il pas défaut? Crossouard (1) cite, par exemple, dans sa thèse le cas d'une femme du peuple qui fut mordue à la lèvre par son cheval : elle contracta le tétanos et en guérit d'ailleurs grâce au chloral. Crossouard se plaît à insister sur le défaut de nervosisme de cette femme, qui fut d'une tranquillité d'esprit parfaite pendant toute sa maladie.

Les travaux cérébro-métriques de Ro..e n'ont pas été confirmés par d'autres auteurs et, d'ailleurs l'auraient-ils été, que l'on pourrait parfaitement expliquer l'augmentation de poids du cerveau des tétaniques par l'élément congestif. La remarque faite par Percy touchant cet officier qui seul devint tétanique dans un convoi de blessés d'Eylau nous paraît bien singulière. Quelque exagérée qu'eut été la sensibilité de ce jeune homme elle devait l'être certainement moins que l'imagination de Percy!

2° ÉMOTIONS. — On a observé dans certaines guerres que le tétanos se montrait plus fréquemment chez les vaincus que chez les vainqueurs et l'on s'est basé sur ces observations pour admettre que l'état moral des blessés jouait un rôle considérable dans l'apparition de cette maladie. Mais si après Waterloo on trouve plus de Français que d'Anglais tétaniques, si après les grandes batailles de la campagne de 1859 le tétanos frappe plus volontiers les Autrichiens que les alliés, ne voit-on pas qu'on peut très bien attribuer ces différences à la promptitude des secours apportés aux blessés appartenant à l'armée victorieuse? Remarquons d'autre part que l'hypothèse émise plus haut ne s'applique pas aux blessés de la guerre de sécession d'Amérique, pas plus qu'à ceux de la guerre de 1870-71. Ainsi le « Richmond medical Journal » rapporte que les chirurgiens des Etats du Sud n'ont pas vu un seul cas de tétanos sur 56.770 blessés, tandis que chez les vainqueurs on observa 505 fois cette complication. Pendant les sièges de Stras-

---

(1) CROSSOUARD, *loco citato.*

bourg, Metz, Paris, le tétanos fit plus de victimes parmi les assiégeants que parmi les assiégés (1).

3° LÉSIONS TRAUMATIQUES DES NERFS. — Si une lésion traumatique d'un nerf périphérique est la condition nécessaire et suffisante à la production du tétanos, cette affection devra se manifester toutes les fois qu'un nerf sera lésé à la périphérie, qu'il y ait ou non plaie des téguments.

PREMIER GROUPE : *Lésions diverses des nerfs sans plaie des téguments.* Nous avons ici deux sortes d'altérations :

a) Le nerf est soumis à un traumatisme plus ou moins violent : Or étudions les recherches de Weir Mitchell (2), de Bastien et Vulpian (3), de Waller (4), d'Ollier (5) sur les divers modes de compression des nerfs sans plaie ; les travaux de Tillaux (6) sur la contusion ; les cas de distension et d'arrachement à la suite de luxations et de fractures cités par Tillaux, Weir Mitchell et Tripier (7). Dans aucune de ces observations il n'est question de tétanos. Est-ce à dire que la lésion de la peau est chose nécessaire et qu'il importe que les filets cutanés soient intéressés par le traumatisme? Cette hypothèse est discutable ainsi que nous allons le voir, mais contentons-nous de remarquer que chez le blessé dont le tégument est intact le tétanos est exceptionnel.

b) Le nerf est altéré, mais ce n'est plus le traumatisme qui en est la cause : il s'agit ici de ces névrites par infection, distrophies ou intoxication, étudiées, dans ces derniers temps, avec un si grand luxe de détail (8). Or, ici encore, le tétanos n'est pas mentionné à la symptomatologie. C'est qu'ici également la peau n'est pas intéressée.

Si donc il est nécessaire qu'il y ait une solution de continuité des téguments pour que les lésions nerveuses engendrent le tétancs, ne voit-on pas que l'élément étiologique doit être recherché du côté de la plaie et que les nerfs ne sont ici que des intermédiaires ?

---

(1) *Dict. encyclopédique des Sc. méd.,* p. 735. — (2) WEIR MITCHELL, *loc. cit.* —
(3) BASTIEN et VULPIAN, *Gaz. méd. Paris,* 1855. — (4) WALLER, *Proc. London royal Soc.,* 1862. — (5) OLLIER, *Traité exp. et clin. de la régén. des os,* Paris, 1867. —
(6) TILLAUX, Thèse d'agrég. — (7) Tripier, *Dict. encyclop. des Sc. méd.,* art. Nerfs.
— (8) BRISSAUD, Th. d'agrég., 1886 ; PITRES et VAILLARD, 1883-1887, *passim* in *Arch. de phys.; Revue de méd.; Arch. gén. de méd.*

Deuxième groupe : *Lésions diverses des nerfs avec plaie des téguments.* La proposition que nous venons d'énoncer est si vraie que, même les lésions nerveuses avec plaie des téguments ne suffisent pas pour engendrer le tétanos. Pour s'en convaincre on n'a qu'à s'adresser aux nombreux traités écrits sur la matière par Létiavant (1), Weir Mitchell (2), Charcot (3), Tripier (4) et Ayezou (5). Les cas de tétanos observés par ces auteurs sont excessivement rares ; nous y trouvons pourtant des piqûres, des coupures, des compressions par corps étrangers, des ligatures, des cautérisations, des élongations. Les exemples abondent :

a) Corps étrangers : Demmarck (6) a vu un soldat qui, à la suite d'un coup de feu reçu dans le voisinage du pli du coude, éprouva, aussitôt après la cicatrisation de la plaie, des douleurs si vives que l'amputation fut nécessaire. Or, la dissection permit de constater que le nerf radial avait le double de son volume ordinaire dans le point correspondant à la blessure, et on trouva en outre un fragment de plomb au milieu des fibres dissociées du nerf. Quelles excellentes conditions pathogéniques pour l'invasion du tétanos, qui ne se produisit pourtant pas ?

b) Ligatures : Il est à noter que dans le commencement de ce siècle, tout en cherchant à éviter de comprendre dans une même ligature l'artère et le nerf correspondant, les chirurgiens ne croyaient pas, le cas échéant, qu'il pût en résulter quelque accident. On trouve même dans Descot (7) une observation qui lui a été communiquée par Richerand et qui tendrait à prouver que, lorsqu'en faisant une ligature, on englobait le nerf avec le vaisseau, on ne recommençait pas la manœuvre (1811).

Molinelli (8) cite également trois observations analogues. Dans la première il s'agit d'un malade auquel on piqua l'artère humérale pendant qu'on lui faisait une saignée : une ligature enserra l'artère, la veine et le nerf sans qu'il se manifesta aucun symptôme tétanique.

Dans la seconde, ce fut l'auteur lui-même qui lia le même

(1) Létiavant, *Traité des sections nerveuses*, 1873. — (2) Weir Mitchell, *loc. cit.* — (3) Charcot, *Malad. du syst. nerveux*, 1880. — (4) Tripier, art. Nerfs, in *Dict. encyclop. des Sc. méd.* — (5) Ayezou, Thèse de Paris, 1879. — (6) Demmarck, in Tripier, *loc. cit.*, p. 280. — (7) Descot, *loc. cit.* — (8) Molinelli, in *Dict. encyclop.*, t. XII, IIᵉ série, p. 282.

paquet vasculo-nerveux ; il n'observa, à la suite de cette ligature, qu'un peu d'anesthésie et de la parésie des parties sous-
jacentes. Dans la troisième, le même fait se produisit et, plusieurs années après, le sujet disait avoir conservé plus de force
dans le bras blessé que dans l'autre.

Portal (1) note le fait suivant : l'une des branches du nerf
sciatique fut comprise dans la ligature des vaisseaux, après une
amputation de cuisse faite par Lamorier (de Montpellier) ; il n'y
eut que de vives douleurs. A l'autopsie on trouva le nerf considérablement gonflé, au-dessus de la ligature.

c) Injections interstitielles de liquides irritants : On peut citer
à ce sujet les observations d'Arnozan (2) et de Barbier (3) qui
démontrent que le tétanos ne se manifeste pas chez l'homme
après injection d'éther dans les nerfs.

d) Élongation nerveuse : On n'a qu'à se rapporter, à ce sujet,
aux observations des chirurgiens qui ont employé l'élongation
nerveuse comme traitement des névralgies après Nussbaum (de
Vienne) en 1870 ; du tabes dorsal après Langenbuch en 1879. Il
serait difficile d'établir le nombre des cas d'ataxie où l'on a eu
recours à l'élongation nerveuse dans le cours des deux années
qui suivirent la tentative de Langenbuch. On peut citer les
observations d'Esmarch et Erlenmeyer, en Allemagne ; de De-
bove et Gilette en France. Certainement, dès 1881 (Congrès des
naturalistes allemands, de Salzburg), on réagit contre cette
méthode passible de graves accidents, mais c'est en vain qu'on
chercherait le tétanos au nombre de ces accidents : pourtant on
pratiquait une plaie ; on tourmentait les nerfs (4).

Par conséquent, l'étude de ce groupe de lésions nerveuses
après plaies tégumentaires ne donne guère raison à la théorie
nerveuse. L'altération du nerf n'est donc pas chose primordiale :
« S'il en était autrement, dit W. Mitchell (5), j'aurais moi-même
» rencontré le tétanos beaucoup plus souvent que cela ne m'est
» arrivé, parmi les centaines de blessures de troncs nerveux

---

(1) Portal, in *Dict. encyclop. des Sc. méd.*, art. Nerfs, p. 282. — (2) Arnozan,
in *Gaz. hebdomadaire*, 1885. — (3) Barbier, in *Union médicale*, 1887. — (4) Raymond, art. Tabes dorsal, in *Dict. encyclop. des Sc. méd.* — (5) Weir-Mitchell,
loc. cit.

» dont j'ai recueilli l'observation, pendant la guerre. Je n'ai vu
» cependant qu'un seul cas de tétanos, et pourtant la moitié des
» malades ont été examinés et soignés par nous, dès les pre-
» miers moments de l'accident et suivis pendant la plus grande
» partie de la période de guérison ».

CONSIDÉRATIONS CLINIQUES SUPPLÉMENTAIRES. — Il est encore d'autres considérations cliniques à envisager :

a) Le tétanos devrait particulièrement se produire après les
blessures qui atteignent les parties du corps les plus richement
innervées. Pourtant, il survient après les opérations sur le péri-
toine, après l'ovariotomie, après la castration. Dans la statistique d'Otis (1), nous voyons que sur 505 cas de tétanos qui y sont
relatés, la proportion est la plus forte pour les blessures de
cuisse et cependant le pied, qui est plus richement innervé, a
été plus souvent le siège de plaies de guerre.

b) Pourquoi le tétanos, remarque Terrier (2), débute presque
toujours par la contraction de certains muscles, souvent fort
éloignés de la lésion primitive, pour suivre ensuite une marche déterminée et progressive? « Il y a évidemment là, dit-il,
» quelque chose de plus qu'une simple irritation nerveuse,
» qu'un simple mouvement réflexe : il y a une affection spé-
» ciale, à évolution déterminée et de nature encore inconnue ».
Il est clair que les lois de Pflugger touchant les réflexes ne peuvent être appliquées au développement des spasmes tétaniques.

c) Comment expliquer ces cas d'épidémies ou d'endémies, ces
observations si nettes de contagion, si la théorie nerveuse est
vraie?

d) Qu'on n'incrimine pas dans les blessures périphériques le
choc traumatique : on pourrait répondre à cela par les arguments suivants :

1° L'action des grands traumatismes qui s'accompagnent de
choc est plutôt suivie de dépression que de l'excitation du système nerveux.

2° Le tétanos se produit, non seulement après les grands

---

(1) OTIS, *Hist. chirurg. de la guerre d'Amérique*, t. III, p. 838. — (2) TERRIER,
Éléments de path. chir. gén., Paris, 1887, t. I, p. 556.

traumatismes, mais encore après l'écorchure la plus insignifiante.

3° Il existe des observations dans lesquelles on peut mettre
complètement de côté le traumatisme, puisque dans ces observations le tétanos survint à la suite de plaies spontanées pathologiques telles que: abcès tuberculeux, eczémas, boutons d'acné,
ulcères variqueux, etc. Perron (1) avance dans sa thèse 24 observations de ce genre.

c) Si l'on voulait faire intervenir la douleur on pourrait
objecter ceci : Pourquoi le tétanos ne survient-il pas après tous
les grands traumatismes douloureux (plaies par arrachement,
écrasement, etc.), tandis qu'il surgit souvent à la suite de simples
écorchures non perçues parfois par le sujet ?

D'ailleurs les tortures les plus douloureuses infligées à l'homme
et aux animaux ne réussissent pas à en faire des tétaniques.

Arrivés au bout de cet examen critique des arguments cliniques de la doctrine nerveuse, nous devons conclure à son insuffisance pour expliquer tous les faits. Or, lorsqu'une hypothèse est contraire aux faits, on doit l'abandonner sans regret,
car ici, comme dans tous les points de la pathologie, c'est la clinique qui permet de voir clair dans toute théorie pathogénique.

IV° — Preuves thérapeutiques.

Les preuves empruntées à la thérapeutique sont les derniers
retranchements de la théorie nerveuse. Le tétanos se manifeste
chez un blessé et l'on soupçonne que le nerf ou les nerfs qui aboutissent à la plaie sont le point de départ des excitations médullaires. Après une intervention active sur les nerfs périphériques,
les spasmes tétaniques cessent. N'est-ce pas là une démonstration
éclatante du rôle primordial de ces nerfs dans la pathogénie du
mal ?

Or les observations sont nombreuses qui viennent à l'appui
de ce raisonnement. On voit le tétanos guérir après l'extraction

____

(1) Perron, Thèse de Lyon, 1888.

d'une esquille osseuse (Dauvé, Rose), la suppression d'un bandage compressif (Huntington), la cautérisation de la plaie, Bonelli), la destruction d'une cicatrice par le feu (Larrey) (1) ou par le fer (Anandal). Brown Séquard (2) a vu deux cas de tétanos qui ont guéri par la section d'un nerf.

Mais ces faits n'ont pas en réalité toute la valeur qu'on leur accorde : d'abord, en bien des cas cités plus haut, il ne s'agissait pas de tétanos vrai, mais de simples contractures par névrites périphériques ou de nature hystérique. Ensuite, en agissant à la périphérie sur le nerf visé, on détruisait les foyers infectieux qui pouvaient être l'origine de tout le mal : en restreignant ainsi l'apport de nouveaux germes, en empêchant la pénétration dans l'organisme de nouvelles quantités de ptomaïnes sécrétées peut-être par ces germes, est-il étonnant que, dans certains cas, le tétanos ait pu être ainsi enrayé. D'ailleurs le tétanos n'est pas une maladie fatalement mortelle, et déjà avant que Verneuil ait institué le traitement par le chloral, à hautes doses, les auteurs avaient pu noter des guérisons inespérées. On voit donc combien sont faibles les arguments que la théorie nerveuse a empruntés à la thérapeutique.

CONCLUSION.

Dans le long exposé qui précède nous avons eu soin de présenter, sans parti pris, les nombreux arguments que la théorie nerveuse emprunte à l'anatomie pathologique, à la physiologie, à la clinique et à la thérapeutique. La critique que nous avons faite de toutes ces preuves nous autorise pleinement à former la conclusion suivante : *Les lésions périphériques ou centrales du système nerveux sont insuffisantes à expliquer le développement du tétanos.*

(1) Larrey, *loc. cit.* — (2) Brown-Séquard, *Soc. de biol.*, 10 mars 1888.

La théorie infectieuse du tétanos, loin de contredire celle de l'action réflexe, en est en quelque sorte le complément. Elle suppose en effet que la puissance excito-motrice ou réflexe de la moelle entre en jeu après avoir été surexcitée par l'absorption d'un poison doué de propriétés tétanisantes. On peut invoquer, au point de vue théorique, à l'appui de cette hypothèse, l'analogie que présentent les convulsions du tétanos avec celles de l'empoisonnement par la strychnine. Avec elles disparaissent toutes ces difficultés d'interprétation auxquelles nous nous sommes heurté jusqu'ici. On comprend pourquoi, de deux blessures en apparence identiques, l'une est suivie de spasmes tétaniques tandis que l'autre guérit normalement ; pourquoi, sur les champs de bataille, les larges plaies d'amputation exposent plus au tétanos que les coups de balle ; pourquoi le tétanos est, en général, d'autant plus grave que la blessure est plus récente. Dès lors les épidémies, les endémies, les faits de contagion s'expliquent. Puisqu'il s'agit d'un empoisonnement on comprend facilement la généralisation des spasmes tétaniques, le trismus initial, la dysphagie, la fréquence de l'hyperthermie, les morts foudroyantes, l'insuffisance, dans certains cas, de la méthode chirurgicale de traitement, ses succès dans d'autres cas, voire même les guérisons obtenues parfois par l'emploi de sudorifiques et les évacuants auxquels on serait redevable de l'élimination du poison introduit dans l'économie.

CHAPITRE PREMIER. — Historique.

Il serait difficile de préciser l'époque exacte à laquelle la théorie de l'origine infectieuse du tétanos fit son apparition dans la science. La plupart des auteurs s'accordent à reconnaître que c'est à Benjamin Travers fils (1) qu'appartient la paternité de cette théorie. Nous verrons plus loin ce qu'il faut penser de cette question de priorité. En réalité, bien avant cette époque on voit lentement s'ébaucher la doctrine de l'infection ; elle a passé jusqu'à nos jours par quatre phases différentes :

PREMIÈRE PHASE. — **Les Prédécesseurs de B. Travers (1855).** — Arétée (2) chez les anciens, A. Paré (3) au XVI° siècle, rattachant le tétanos aux modes vicieux de pansements, prescrivent de surveiller les plaies et d'avoir recours aux embrocations huileuses, aux cataplasmes pour obtenir un pus abondant.

Boerhave (4) croit que le tétanos peut trouver sa cause, soit dans une matière étrangère ou irritante agissant sur la plaie, soit dans la disposition du nerf blessé. Dufouart (5) pense que les spasmes tétaniques sont produits par le dessèchement de la plaie et par la rétention du pus. Cet auteur n'hésite pas à comparer le tétanos à la rage. Larrey disait également que la suppression de la sécrétion purulente de la plaie, due à l'action du froid, était la cause principale du tétanos. Il est vrai que Larrey se porta ensuite définitivement défenseur de la théorie nerveuse.

Disons en passant que l'on ne saurait généraliser les observations de Dufouart sur la dessiccation des plaies chez les tétaniques. On ne compte pas les cas de tétanos avec plaies produisant une suppuration abondante.

II° PHASE. — **De B. Travers à Nicolaïer (1884).** — Ce serait B. Travers fils qui le premier, en 1855, aurait émis l'hypothèse nette et franche d'une infection. Cette opinion fut émise par lui à propos d'un cas de tétanos survenu chez un opéré d'hydrocèle. Cette question de priorité, ainsi tranchée par Brown-Séquard (6), a été reprise de nos jours par les auteurs qui ont étudié de plus près l'historique de la théorie infectieuse du tétanos.

D'après Collin (7) et Bossano (8) l'honneur de la priorité re-

(1) BENJ. TRAVERS fils, in *The Lancet*, 15 décembre 1855, p. 579. — (2) ARÉTÉE, *Opera omnia*. Ed. c. g. Kuhn Lipsiæ, 1828, liv. I. — (3) PARÉ, Édit. MALGAIGNE, 1831. — (4) BOERHAVE, *Aphor.* commentés par V. SWIETEN, 1753, t. I. — (5) DUFOUART, *Analyse des blessures d'armes à feu*, 1801, Paris. — (6) BROWN-SÉQUARD, *Soc. de biologie*, 1870. — (7) COLLIN, *loc. cit.* — (8) BOSSANO, *Recherches exp. sur l'orig. microb. du tétanos*, Paris, 1890.

viendrait à Simpson (1). Cet auteur rapproche le tétanos obstétrical du tétanos traumatique : de part et d'autre existe une plaie, laquelle joue, d'après cet auteur, un rôle primordial dans l'infection tétanique. « Nous avons, dit Simpson, en pathologie obs-
» tétricale une preuve presque certaine que l'état analogue du
» système cérébro-spinal qui donne lieu à l'éclampsie puerpé-
» rale est généralement produit par l'existence d'un poison dans
» le sang. Il ne semble pas impossible que la production d'un
» poison spécial au siège de la plaie ou ailleurs puisse donner,
» de la même manière, naissance au tétanos obstétrical et chi-
» rurgical. Nous savons, en effet, que l'introduction dans le sang
» de certains poisons végétaux peut provoquer une maladie arti-
» ficielle, tout à fait analogue au tétanos. La brucine et la strych-
» nine possèdent l'une et l'autre cette propriété ». Ces paroles, James Simpson les a écrites un an avant B. Travers fils, qui est d'ailleurs beaucoup moins explicite que cet auteur.

Betoli (2) cinq ans après dit que la cause du tétanos réside dans un ferment animal et que si le tétanos est une affection relativement rare, il faut attribuer cette rareté à ce que le ferment en question trouve difficilement dans l'organisme un milieu favorable à son évolution. Betoli ajoute qu'il faut rechercher les moyens de détruire ce ferment dans le sang.

Vulpian (3), auquel les recherches micrographiques n'avaient rien révélé, tend à incliner vers la théorie humorale. « Il existe,
» dit-il, dans le tétanos une irritation des éléments de la subs-
» tance grise, irritation plus ou moins comparable à l'effet pro-
» duit dans ces éléments par les poisons convulsifs ».

Billroth (4) écrit : « Certains auteurs croient que le système
» nerveux n'est pas affecté primitivement, mais que le sang est
» d'abord malade. J'incline fortement aujourd'hui vers cette
» interprétation humorale du tétanos et je considère cette affec-
» tion comme une intoxication spécifique, sans cependant être en
» état d'apporter des preuves à l'appui de cette opinion ».

(1) SIMPSON, *Edinburgh's Monthly journ. of. med. Sc.*, fév. 1851. — (2) BETO-
LI, in *Annali univ. di med.*, sér. IV, vol. XXXI, Milan, 1859. — (3) VULPIAN,
Leçons sur le syst. nerveux, 1866. — (4) BILLROTH, *Éléments de path. chirurg.*, trad.,
Paris, 1868.

Lehmann (1), à propos des phlegmasies parenchymateuses que l'on observe dans les états infectieux, range le tétanos parmi les maladies infectieuses et avance deux cas à l'appui de cette opinion. Richardson (2) admet qu'il existe dans le tétanos, comme dans la rage, un poison animal, engendré dans la plaie et qui serait spécialement fatal au système nerveux.

Desprès (3) pense que ce qui différencie le tétanos spontané du tétanos traumatique, c'est la plaie qui a causé une lésion nerveuse plus profonde et que le danger, dans certains cas graves, dépend d'un élément infectieux se surajoutant au traumatisme. « Aussi est-ce, dit-il, à une espèce de putridité des plaies » contusés et à une résorption qu'il faut attribuer l'origine de » ces tétanos graves ».

Rose (4) insiste beaucoup sur le rôle des soins mal entendus donnés aux plaies. Il signale aussi, pour les avoir vues souvent donner lieu au tétanos en temps de guerre, certaines plaies entourées d'un gonflement considérable auquel était jointe une rougeur spéciale de la peau, analogue à la teinte érysipélateuse.

Les trois auteurs qui précèdent pensent donc en résumé que le poison tétanique est toujours puisé dans la plaie, où il se formerait sous l'influence de l'attrition ou de la décomposition.

Cette manière d'envisager l'infection prête évidemment à la critique, car : 1° dans les grands traumatismes il y a une mortification considérable des tissus et pourtant le tétanos n'est pas fatalement présent ; 2° la maladie se produit à la suite d'écorchures légères où l'on ne peut guère invoquer la décomposition des tissus.

Les premières recherches faites par Billroth et d'Antona (5) pour déterminer expérimentalement le tétanos chez des animaux, recherches qui donnèrent constamment des résultats négatifs, ne découragent pas les partisans de la théorie nerveuse, qui voient dans ces insuccès un argument précieux en faveur de

(1) LEHMANN, Schmidt's Jahrbucher, 1868. — (2) RICHARDSON, Trans. of the epidiolog. soc. of London, vol. I, p. 28. — (3) DESPRÈS, Bull. Soc. chir., 30 mars 1870. — (4) ROSE, PITHA et BILLROTH, Chir., Bd. II, abst. II, 1870. — (5) BILLROTH et d'ANTONA, Trad. Ital. des Élém. de path. de Nélaton. Note du traducteur, vol. I, p. 306.

leur théorie. Hallopeau (1) et Wilshire (2) font, à propos du tétanos, les mêmes remarques que Vulpian. Labbé (3) accepte également la théorie infectieuse : il y est conduit par des considérations diverses : fréquence du tétanos dans les climats notoirement insalubres ; endémicité en certains pays ; lésions disséminées dans tous les organes ; élévation thermique propre aux infections. Huttenbrunner (4) admet l'infection lorsque le tétanos est accompagné de fièvre. Kelly (5) à propos du tétanos puerpéral accuse également l'infection. Stadfeldt (6), dans une étude sur le tétanos des nouveau-nés, dit : « Il est probable » qu'il existe dans le tétanos un contage spécifique jouant un » très grand rôle dans l'étiologie de cette maladie toutes les fois » qu'il arrive, pendant une courte époque de la pratique d'une » sage-femme, plusieurs cas de trismus parmi les enfants qu'elle » aborde ».

Follin (7), Helberg (8) défendent aussi la théorie infectieuse du tétanos ; mais ce n'est que vers 1882 que le problème est abordé plus sérieusement et d'une façon suivie par les recherches expérimentales : Nocard (9) échoue bien, de même que Billroth et d'Antona (10) et Arloing et Tripier (11), dans ses tentatives d'inoculation ; mais Brower (12) et Curtis (13) trouvent des bactéries spéciales dans le sang de tétaniques ; Carle et Rattone (14) inoculent avec succès le tétanos à des animaux ; enfin Nicolaïer décrit, en 1884, l'agent de l'infection tétanique.

IIIe Phase. — **De Nicolaïer à Kitasato (1889).** — Avant l'intervention de la bactériologie, l'idée de la nature infectieuse du tétanos s'était imposée avec un succès croissant. Elle avait en sa faveur les objections si nombreuses faites à la théorie nerveuse, ainsi que les considérations cliniques qui révélaient, dans

---

(1) Hallopeau, *Éléments de pathol.*, 1871. — (2) Wilshire, *Trans. of. the med. Soc.*, London, 1872. — (3) Labbé, *Arch. gén. de méd.*, 1873. — (4) Huttenbrunner, *loc. cit.* — (5) Kelly, *Surgical Soc. of Ireland.* 1873. — (6) Stadfeldt, in *Archives de toxicologie*, 1874. — (7) Follin, *Traité de path. externe*, 1877. — (8) Helberg, *Luecke Deutsche chir.*, Lieferung, 1882. — (9) Nocard, in *Archives vétér.*, 1882. — (10) Billroth et d'Antona, *loc. cit.* — (11) Arloing et Tripier, *Comptes rendus des séances et mém. de la Soc. de biologie*, t. I, 5e série, p. 336, 1869 et in *Archives de physiol.*, p. 235, 1870. — (12) Brower, in *Chicago med. journ. examiner*, 1882, vol. LXV. — (13) Curtis, *eod. loc.* — (14) Carle et Rattone, in *Giornale della Academia di medecina di Torino*, 1881, fasc. 3.

l'évolution du tétanos, les caractères propres aux maladies infectieuses. La démonstration, pour être complète, demandait à être confirmée par les recherches bactériologiques.

Nicolaïer (1) fait faire un grand pas à la question en découvrant le bacille spécifique. Il en donne la morphologie et reproduit expérimentalement le tétanos. Dès lors commence l'étude du tétanos dit « expérimental » à propos duquel nous aurons à citer plus tard les travaux d'un grand nombre de chercheurs. Rosenbach (2) puis Brieger (3) attirent l'attention sur les ptomaïnes sécrétées par les éléments bacillaires.

Verneuil (4) communique les premiers documents qui vont lui permettre de soutenir l'origine équine du tétanos.

Par conséquent, dès 1886, la théorie infectieuse pouvait s'appuyer sur des arguments de premier ordre. Un seul point manquait pour entraîner absolument la conviction, à savoir l'isolement du bacille de Nicolaïer dont il était impossible d'obtenir des cultures pures.

Aussi voyons-nous bien des auteurs, tout en se déclarant portés à admettre la doctrine de l'infection, faire cependant des réserves : Doyen (5) est certainement seul de son avis quand, sur la foi de trois observations, il cherche à défendre cette opinion que « le tétanos est une simple modalité de la septicémie ». Mais à côté de cet auteur nous voyons Ozenne (6), Grénier (7), Trélat (8), Raymond (9), tout en considérant la théorie infectieuse du tétanos comme très séduisante, réclamer une démonstration plus rigoureuse.

Il est vrai, d'autre part, que la majorité des auteurs se rallient

(1) Nicolaïer, Ueber infectiosen tetanus, *Deutsche med. Wochens.*, 1884, n° 32 et 1887, n° 15. — (2) Rosenbach, Zur ætiol. des Wundstarrkrampfes beim Menschen, *Centr. fur Chirurg.*, t. XXXIV; *Deutsche, med. Zeitung*, n° 31 et 15ᵉ congrès de la Soc. allem. de chir. tenu à Berlin, du 7 au 10 avril 1886, in *Sem. méd.*, 1886, p. 145. — (3) Brieger, Untersuchungen über Ptomaïne, 3ᵉ teil. Berlin, 1886. Zur Kenntniss der ætiolog. des Wundstarrkrampfes vortrag aus dem verein f. innere med. Sitzung vom. 28 mars 1887, *Berl. klin. Wochens.*, 1887, n° 17 et *Deutsche med. Woch.*, 1887, n° 15. Voir aussi *Sem. médicale*, 1887, p. 417 et Coux, *loc. citato.* — (4) Verneuil, *Gaz. hebd. de méd. et de chirurgie*, 1886, p. 597. — (5) Doyen (de Reims), *Congrès français de chirurgie*, 1886, 2ᵉ session, Paris. — (6) Ozenne, Revue critique, in *Arch. gén. de méd.*, 1886. — (7) Grénier, Th. d'agrég., 1886. — (8) Trélat, *Bull. Soc. biol.*, Paris, 1886, t. XII. — (9) Raymond, *Dict. des Sc. méd.*, art. Tétanos médical.

sans restriction à la nouvelle doctrine. Nous citerons parmi eux Billroth et Winiwarter (1), Amon (2), Velics (3), Meyer (4), en Allemagne, Thiriar (5), en Belgique, Ball (6), en Angleterre, Mousani (7), en Italie. En France plusieurs thèses montrent les mêmes tendances. Millet (8), à Montpellier, Crossouard (9), à Bordeaux, Perron (10), à Lyon, Prevot (11) et Collin (12), à Paris. Nous aurons l'occasion, dans le cours de ce mémoire, d'exposer les points intéressants de ces divers travaux.

IV⁴ Phase. — **Kitasato (1889), Verneuil (1889).** — L'idée de l'infection tétanique allait d'ailleurs bientôt recevoir le complément de preuves que l'on réclamait de toutes parts. Kitasato (13), en 1889, parvint à isoler le bacille de Nicolaïer. L'origine microbienne du tétanos put dès lors être hautement proclamée. Lors de la discussion sur le tétanos qui eut lieu, en 1889, à l'Académie de médecine, où Verneuil fit l'exposé de ses recherches sur cette question, c'est la théorie de l'infection qui rallia la presque totalité des suffrages.

CHAPITRE II. — Du tétanos animal.

Le long historique que nous venons d'exposer permet déjà de reconnaître que la théorie infectieuse est fondée sur deux ordres d'arguments empruntés les uns à la clinique, les autres à l'expérimentation. Il importe maintenant d'envisager dans le détail ces deux espèces de preuves.

Mais pour bien comprendre toute leur valeur, il est un point qu'il importe dès maintenant de signaler : c'est que les animaux peuvent contracter le tétanos. Il est incontestable, en effet, que l'étude du tétanos animal a permis de donner une solution heu-

---

(1) Billroth et Winiwarter, *Traité de path. chir.*, 1887. — (2) Amon, in *Munich. méd. Wochens.*, 1887, n° 23, p. 427. — (3) Velics, *Pester méd. chir. Presse*, 1887, p. 489. — (4) Meyer, Dissert. inaug. Breslau, 1887. — (5) Thiriar, *Congrès franç. de chir.*, Paris, 1886. — (6) Ball, *Dublin journ. of med. Sc.*, 1887. — (7) Mousani, *Progresso med. Napolit.*, 1887. — (8) Millet, Thèse de Montpellier, 1887. — (9) Crossouard, Thèse de Bordeaux, 1887. — (10) Perron, Thèse de Lyon, 1888. — (11) Prevot, Thèse de Paris, 1888. — (12) Collin, Thèse de Paris, 1888. — (13) Kitasato, *Congrès de la Soc. allemande de chirurgie*, avril 1889, et in *Zeitschrift für Hygiene*, nov. 1889.

reuse au problème de l'infection tétanique. Comparons à ce sujet le tétanos à la dothiénenterie. Deux points sont acquis dans l'étude de la fièvre typhoïde (1) : les animaux n'ont pas spontanément cette affection (le cheval a bien une maladie à laquelle on a donné ce nom, mais il est probable qu'il s'agit d'une maladie tout à fait distincte de la fièvre typhoïde) ; l'expérimentation n'a pas encore pu créer une infection typhique bien caractérisée chez les animaux. Voyons au contraire ce qui se passe dans le tétanos:

1° Les animaux sont susceptibles de contracter cette affection : on peut citer le cheval, l'âne, le mulet, le bœuf, la vache, le mouton, la chèvre, le chien, le singe, le perroquet et certains oiseaux de mer (2).

2° Les animaux et principalement le lapin, le cobaye et la souris (3) deviennent facilement tétaniques par l'inoculation.

Ces deux faits ont une importance capitale : d'une part, dans le domaine clinique, les observations des vétérinaires seront tout aussi précieuses que celles des médecins ; d'autre part, dans le domaine expérimental, on pourra trouver chez l'animal un terrain très favorable pour l'étude détaillée de l'affection, et le tétanos expérimental aura une importance considérable grâce au tétanos animal. Ceci posé, abordons l'examen des preuves cliniques et expérimentales de la théorie infectieuse.

CHAPITRE III. — Des preuves de la théorie infectieuse.

Elles sont de deux ordres : 1° cliniques ; 2° expérimentales.

Première partie. — Des preuves cliniques.

Se plaçant au point de vue clinique, Verneuil (4), dans un rapport sur le tétanos, présenté à l'Académie de médecine, s'ex-

(1) Voir à ce sujet le mémoire de MM. Chantemesse et Widal, sur la fièvre typhoïde, in *Archiv. de physiol.* — (2) Verneuil, Disc. sur le tétanos, in *Bull. Acad. de méd.*,1889, t. I, p. 284. — (3) Voir plus loin l'étude des inoculations aux animaux. — (4) Verneuil, Rapport sur les mémoires de Binot et de Rucmiot, *Bull. Acad. méd.*, 30 octobre 1888.

prime en ces termes : « Le tétanos affecte les allures générales
» des maladies infectieuses et, entre autres, du charbon, de la rage
» et de la morve. Il peut sévir épidémiquement, endémiquement
» et sporadiquement sous toutes les latitudes, à tous les âges,
» sur toutes les races humaines et chez de nombreux animaux
» en relation avec l'homme.

» Il présente, dans ces conditions si opposées, une uniformité
» symptomatologique et une marche cyclique remarquables im-
» pliquant presque nécessairement une cause unique et un agent
» spécifique.

» Les causes banales, le froid, le chaud, le sec, l'humide, invo-
» quées en dehors de cet agent, sont trop opposées et surtout trop
» inconstantes pour jouer, dans l'apparition du mal, un autre rôle
» que celui de causes occasionnelles ou déterminantes qu'elles
» remplissent dans d'autres maladies infectieuses (pneumonie,
» grippe, érysipèle).

» En dépit d'ailleurs de l'existence et de la permanence même
» de ces causes on a pu, avec ou sans préméditation, à l'aide de
» mesures hygiéniques, thérapeutiques et opératoires, qui n'ont
» rien de commun avec la météorologie, diminuer considérable-
» ment le nombre des cas de tétanos et créer ainsi une sérieuse
» prophylaxie applicable à tous les pays et à tous les êtres sus-
» ceptibles de contracter le tétanos. »

Verhoogen et Baërt (1), dans un mémoire paru en 1890, ont
réuni en tableau analytique les nombreuses raisons qui cliniquement
sont en faveur de la théorie infectieuse. Ils reconnaissent
deux ordres d'arguments.

1° Les uns se rattachant à la GENÈSE de la maladie : ce sont les
faits d'endémie, d'épidémie, de contagion.

2° Les autres concernent l'ÉVOLUTION de la maladie.

Nous y trouvons :

a) Des considérations tirées de la *marche* de l'affection :

1° Existence d'une période d'incubation d'environ sept jours ;

2° Début souvent marqué par des frissons, de la fièvre, de
l'abattement ;

---

(1) Verhoogen et Baërt, *Nature et étiologie du tétanos.* Bruxelles, 1890.

3° Marche cyclique;

4° Terminaison graduelle quand la guérison survient; hyperthermie considérable avant la mort (Wunderlich 44°).

b) Des considérations tirées de la *symptomatologie* :

1° Hyperthermie ;

2° Épistaxis observée par Verneuil, Kussmaul, Simpson ;

3° Éruptions cutanées signalées pour la première fois par Rose ;

4° Albuminurie observée par un grand nombre d'auteurs ;

5° Mégalosplénie observée par les auteurs (service du Pr Sacré).

« Une maladie, concluent Verhoogen et Baërt, qui se présente
» avec de pareils caractères, qui endémique parfois devient épi-
» démique souvent et peut se transmettre, qui dans l'ensemble
» de son évolution reproduit si fidèlement l'allure générale des
» maladies infectieuses, qui présente enfin les symptômes pré-
» cédents, symptômes que l'on considère aujourd'hui comme
» étant sous la dépendance d'un empoisonnement général de
» l'organisme au moyen de toxines fabriquées par les ferments
» organiques,.... semblable maladie ne doit-elle pas être consi-
» dérée comme étant de nature infectieuse ? »

Parmi ces considérations cliniques que peut faire valoir, en sa faveur, la théorie infectieuse, les plus importantes sont empruntées aux faits nombreux d'endémies, d'épidémies et de contagion. C'est dans ces faits que se trouvent les arguments cliniques les plus sérieux. Nous leur accorderons donc, dans les deux chapitres qui suivent, tous les développements que mérite leur importance. Nous traiterons dans le premier chapitre la *question* des *endémies* et des *épidémies;* dans le second la *question* de la *contagion*.

A. — Question des endémies et des épidémies. — A l'instar de Collin, dont la thèse donne sur ce sujet des renseignements précieux, nous rangerons les observations cliniques en deux groupes, suivant qu'elles ont été publiées par des médecins ou par des vétérinaires.

1° OBSERVATIONS PUBLIÉES PAR LES MÉDECINS. — Pour la clarté de l'exposition il est bon d'établir ici quelques subdivisions. Il faut décrire séparément les épidémies de tétanos dans les guerres, les endémies de certaines contrées, les épidémies frappant certains locaux ou des salles d'hôpital, les cas de tétanos se produisant chez des blessés ayant occupé successivement le même lit, enfin les séries de cas de tétanos dans lesquels l'infection s'est opérée au moyens d'instruments chirurgicaux.

a) Épidémies à la guerre. — Bilguer (1) mentionne le fait suivant : Pendant les guerres de Frédéric II le nombre de tétaniques était fort grand parmi les blessés qui étaient traités sur place, dans les camps. Ainsi après la bataille de Praguc, il y eut près de 1000 cas de tétanos et tout autant après les batailles de Liegeritz et Cazslaw.

Larrey (2), pendant la campagne d'Egypte, relève un certain nombre de cas de tétanos. A la bataille des Pyramides, 5 ; à la révolte du Caire, sur fort peu de blessés 7 devinrent tétaniques à l'hôpital de Birkel ; 8 cas après le combat d'El-Arich ; nouvelle épidémie au siège de Gaffa. Plus tard, pendant les campagnes d'Allemagne (3), il rapporte cette épidémie de tétanos qui décima les blessés d'Elchingen qui avaient été transportés à l'île de Lobau. Enfin après Waterloo, Larrey eut encore à noter l'apparition de cette redoutable maladie.

Mac Gregor (4), durant la campagne d'Espagne, observe un grand nombre de cas de tétanos chez les blessés anglais, surtout à Salamanque, à Burgos, à Rodrigo : de décembre 1811 à juin 1814, sur 20.633 blessés, on relève 263 tétaniques. Fournier-Pescay (5), pendant cette même guerre, eut aussi à déplorer la mort d'un grand nombre d'hommes à la suite de tétanos.

Thierry (6) raconte, qu'après la bataille de Bautzen, les blessés eurent à subir, pendant la nuit, un froid des plus rigoureux : le lendemain les ambulances comptaient 110 tétaniques. Bégin (7) vit beaucoup de tétaniques après la bataille de Dresde. Hutin (8), pendant l'expédition de Constantine, note parmi les blessés un

(1) Bilguer, in *Dict. encyclop. des Sc. méd.*, art. Tétanos. — (2) Larrey, *Rel. hist. et chir. de l'exp. de l'armée d'Orient*, 1803. — (3) Larrey, *Mém. de chir. mil. et campagnes*, 1812-1817, Paris. — (4) Mac Gregor, in *Med. chir. Trans. of London*, 1815. — (5) Fournier-Pescay, *Dict. des Sc. méd. en 60 vol.*, 1821, t. XV. — (6) Thierry, *Bull. des Sc. méd.*, 1829, Paris, t. XVII, p. 201. — (7) Bégin, *Dict. de méd. et chir. prat.*, t. XV, p. 294. — (8) Hutin, Rel. de l'exp. de Constantine, *Rec. méd. mil.*, 1838.

cas de tétanos sur dix-sept. Baudens (1), en Algérie, accuse le refroidissement d'être la cause des nombreux cas de tétanos qu'il observa parmi les blessés de la colonne expéditionnaire du Maréchal Clauzel, contre le bey de Titery.

En Crimée (2), où les troupes stationnèrent deux hivers, l'armée anglaise eut à subir une petite épidémie de tétanos (29 cas). En Italie (3), en 1859, Demme relève 86 cas dans les hôpitaux autrichiens, Chenu 75 cas à Brescia, Stromeyer (4), pendant la campagne austro-allemande de 1866, observe 13 cas de tétanos après le combat de Langensalza. Pendant la guerre de 1870-71, le tétanos fut très souvent constaté par les chirurgiens aux sièges de Strasbourg, Metz et Paris (5).

b) Épidémies de contrées. — Bayon (6) dit que le tétanos est si fréquent, à Cayenne, chez les nouveau-nés qu'en certains quartiers de l'île, à peine en échappe-t-il un tiers. Il s'étonne que rien n'ait été fait pour enrayer une maladie si meurtrière. Madier (7) qui exerçait dans le Vivarais, à la fin du siècle dernier, dit qu'à Bourg-Saint-Andéol, un dixième au moins des enfants mourait de la « sarrette », autrement dit du tétanos.

Dazille (8) remarque que dans l'Inde, pendant la campagne de M. Dache, chef d'escadre, les blessés qui étaient descendus à terre furent presque tous emportés par le tétanos, tandis que ceux qui sont restés à bord échappèrent à cette complication. Fournier-Pescay (9) dit que le tétanos sévit particulièrement sous la zone torride, chez les nouveau-nés, dans les huit premiers jours de leur naissance : aussi à la Jamaïque la mort par le tétanos atteint 25 0/0 des enfants nègres. On peut dire que cette maladie est à l'état endémique au Mexique, dans certaines régions de l'Amérique du Nord (Texas, Mississipi), aux Antilles, dans certaines îles de l'Australie, de la Polynésie, à Ceylan, aux Mascareignes, au Cap et en Sénégambie. Schleinner (10) constate

(1) BAUDENS, *Rel. de l'exp. de Constantine*, 1838, Paris. — (2) PONCET (de Cluny), in *Dict. de Jaccoud*, art. Tétanos. — (3) PONCET, *eod. loc.* — (4) STROMEYER, *eod. loc.* — (5) MATHIEU, *Dict. encyclop. des Sc. méd.*, art. Tétanos. — (6) BAYON, *Mém. sur le tétanos à Cayenne*, Paris, 1770. — (7) MADIER, in DAZILLE, *Obs. sur le tétanos*, Paris, 1788. — (8) DAZILLE, *loc. cit.* — (9) FOURNIER-PESCAY, *Dict. des Sc. méd. en 60 vol.*, 1821, t. V. — (10) SCHLEINNER, *Rev. méd. chir. ang. et étrang.*, avril 1850.

la fréquence à une certaine époque du tétanos parmi les populations de la côte méridionale de l'Islande. Il accuse le défaut
d'hygiène et dit que la maladie disparut dès qu'on eut purifié
l'air des habitations et installé de bonnes maternités.

Raynal (1) rapporte que dans la Louisiane le tétanos emporte
la moitié des enfants noirs et un grand nombre d'enfants blancs.

Delsol (2) cite quatre observations de blessés devenus tétaniques dans le petit village d'Igny, près de Paris. La cause de cette
petite épidémie est restée mystérieuse. Colin (3), qui en fait mention dans sa thèse, se demande « s'il s'agit là d'une coïncidence,
» ou bien si le territoire d'Igny doit être comparé à ces champs
» maudits, où l'on voit le charbon frapper les animaux alors
» que nulle part ailleurs il n'existe d'exemple de cette maladie,
» mais où plusieurs années auparavant on avait enterré un ani
» mal mort du charbon » ? Faudrait-il pour l'épidémie d'Igny
invoquer une explication analogue touchant un animal mort tétanique ? Notons cependant que le premier des quatre blessés
dont parle Delsol avait été atteint d'un éclat d'obus devant le
fort d'Issy et transporté ensuite à Igny où il a pu apporter les
germes tétaniques puisés peut-être à Issy (?).

Messer (4), chirurgien du croiseur anglais « Pearl », eut à observer à son bord une véritable épidémie de tétanos. Mouillant dans
la baie de Carliste, devant l'île de Santa-Crux, le commodore
Goodenough descend à terre avec des marins : attaqué par les
indigènes il est blessé, en même temps que six des marins qui
l'accompagnaient, à coup de flèches. Cinq jours après le commodore et un des marins blessés contractent le tétanos et succombent à cette maladie.

« Déjà en 1864, dit Messer, des faits semblables avaient été
» observés lors de l'attaque des indigènes contre l'évêque an
» glais Patterson. Des trois blessés, deux étaient morts du
» tétanos. Plus tard, quand le même évêque fut assassiné, sur
» trois blessés, deux moururent tétaniques ».

Notons que, d'après Messer, les indigènes n'arrivent pas à

(1) Raynal, *Hist. philos.*, t. VIII, in Gimelli, *Journ. de méd. de Bruxelles*, 1857.
— (2) Delsol, *Gaz. hebd. de méd. et de chir.*, 1874, p. 491. — (3) Colin, *loc. cit.*,
p. 82. — (4) Messer, *The Lancet*, oct. 1875.

empoisonner leurs flèches. D'ailleurs la période d'incubation si nettement observée chez les blessés de la « Pearl » démontre complètement qu'il s'agit d'une infection et non d'une intoxication (1).

Collin (2) relève, dans le *Medical Times* du 19 novembre 1881, le récit d'une véritable épidémie de tétanos qui éclata à Baltimore pendant les mois de juillet et d'août 1881 : du 28 juin au 3 août on constata 31 décès. Aucune circonstance ne vint élucider la fréquence et la malignité de la maladie.

Poncet (de Cluny) (3) fait un exposé complet des zones où sévit plus particulièrement le tétanos des enfants nouveau-nés et le tétanos des adultes :

1° *Tétanos nascentium* : C'est une maladie endémique aux Antilles, et dans le sud de l'Amérique, sur les côtes occidentales d'Afrique et à la Réunion. On l'observe, avec fréquence, en Europe, à Minorque, à Milan, à Trieste, à Stuttgard. Dans le nord de l'Europe, cette maladie a sévi épidémiquement, de 1834 à 1839, dans les maternités de Stockholm et de Saint-Pétersbourg. En Islande, à Kilda et aux îles Féroë, le tétanos enlevait, en 1840, les nouveau-nés dans la proportion de 60 0/0.

2° *Tétanos des adultes* : C'est encore dans les régions intertropicales qu'il atteint son maximum de fréquence : il faut citer en première ligne La Havane, puis l'Amérique centrale et méridionale, l'Afrique occidentale. En Europe il sévit particulièrement en Turquie, en Espagne et en Italie.

Larger (4) observe cinq cas de tétanos dans le petit village de Carrières-sous-Poissy du mois d'avril 1881 au mois d'août 1883. Aucun cas de tétanos n'avait été observé antérieurement dans la région. Larger rappelle cependant que les vétérinaires soignent souvent dans le pays des chevaux tétaniques et qu'une chèvre mourut, en 1882, du tétanos, dans le village. Manoury (5), dans

---

(1) On sait, depuis un travail récent du Dr Ledantu que nous citerons plus loin (V. *Critique de la théorie équine*), que les naturels des Nouvelles Hébrides et probablement ceux des pays visités par Messer *empoisonnent* leurs flèches en les enduisant avec de la terre de marais desséchée. — (2) Collin, *loc. cit.*, p. 83. — (3) Poncet, *Dict. de Jaccoud*, art. Tétanos. — (4) Larger (de Maisons-Laffitte), *Bull. Soc. chir.*, 1885, p. 708 et suiv. — (5) Manoury (de Chartres), *Cong. franç. de chir.*, 1886.

l'espace de huit ans, a observé sept cas de tétanos à Chartres ou dans ses environs. Thiriar (1) (de Bruxelles) raconte que dans les environs de Nivelles, près de Waterloo, on a observé huit cas de tétanos en dix-huit mois, alors qu'en remontant à trente ans en arrière on ne trouve aucun cas de cette maladie. Les observations furent communiquées à Thiriar par les médecins du pays : il s'agissait d'un véritable foyer d'infection qui se répandait dans les localités voisines sur un rayon d'une lieue. De Saboia (2) constate que le tétanos, qui était, dans un temps, très fréquent au Brésil, a presque complètement disparu depuis l'année 1877, époque à laquelle il introduisit dans le pays la pratique de l'antisepsie.

Blanc (3) (de Bombay) dit qu'à l'hôpital des cliniques de cette ville, deux maladies sévissent surtout sur les blessés : la pyohémie et le tétanos ; la première tendrait à disparaître depuis l'application des pansements listériens ; le tétanos ne paraît pas avoir sensiblement diminué par l'application de la méthode antiseptique.

D'Ardennes (4) rapporte que, sur un même point de la banlieue de Toulouse, à la Croix-Daurade, il eut à noter trois cas de tétanos en quelques mois ; ces cas se produisirent dans un cercle restreint habité à peu près exclusivement par des jardiniers.

Morvan (5) (de Lannilis) exerçant en Bretagne observe un nombre considérable de tétaniques, ce qui prouve que le tétanos est fréquent dans le Finistère.

Pelleroisin (6) (de Beauvoir-sur-Niort) a communiqué à Ricochon le récit d'une épidémie qui comprend sept cas de tétanos, dont cinq suivis de mort. Ces cas se produisirent dans l'espace de quelques mois (de juillet à octobre 1878) dans un groupe de villages voisins, situés dans la commune de la Charrière. L'examen détaillé des faits permit à Ricochon d'éliminer la contagion directe ou médicale. Voici l'explication à laquelle il s'est arrêté : « Ces villages sont uniformément distribués le long d'un petit

(1) Thiriar (de Bruxelles), *cod. loc.* — (2) De Saboia, cité par Larger, *loc. cit.* — (3) Blanc (de Bombay), in *Cong. franç. de chir.*, 1886. — (4) D'Ardennes, in *Gaz. hebd. de méd. et de chir.*, 1887, p. 502. — (5) Morvan (de Lannilis), in *Verneuil, Rec. de chir.*, 1887-1888. — (6) Pelleroisin, in *Mém. de Ricochon, Gaz. hebd. méd. et chir.*, 1888, p. 552.

» ruisseau souvent tari, mais qui déborde à l'époque des pluies
» et charrie sur ses rives le limon, le détritus de la fo;êt voisine.
» Dès lors nous sommes amené à faire jouer au sol un rôle dans
» la conservation des germes tétaniques et, les influences cosmi-
» ques aidant, dans l'éclosion brusque de 1878. » Cette explication suppose l'existence de germes tétaniques antérieurs. Or,
l'enquête faite par Ricochon lui a permis de relever trois cas de
tétanos antérieurs dans cette même vallée : un en 1863 ; l'autre
en 1865. Ricochon fait remarquer qu'en 1849 les seuls points de
l'arrondissement de Niort visités par la suette miliaire étaient
précisément les villages dans lesquels ont été observés ces cas
de tétanos.

Ricochon (1) donne, dans son mémoire, plusieurs observations
curieuses :

Le lundi 14 juin, à Faye-sur-Ardin, sur huit mulets castrés,
six prennent le tétanos ; quatre ans après, en 1884, le fermier se
blesse et devient tétanique (Obs. XIX).

En mai 1871, à Barre-de-Rouvre, une femme meurt tétanique ;
en 1886, dans la maison d'en face séparée par une petite ruelle,
un enfant nouveau-né meurt du tétanos (Obs. XX).

En 1883, dans un village voisin, un enfant se blesse en jouant
sur une route et meurt tétanique ; cinq mois plus tard, un de
ses camarades qui l'avait visité souvent pendant sa maladie se
blesse à son tour et succombe également au tétanos (Obs. XXI).

Le même auteur relate enfin une série de cas de tétanos (dix
chez les animaux, six chez l'homme) qui se sont produits, en l'espace de vingt ans, dans un groupe de villages rapprochés les
uns des autres, et situés dans la commune de Saint-Georges de
Noisné, canton de Mazières, voisin de Champdeniers. (Obs.
XXII et XXIX).

Labonne (2), dans ses notes de voyages dans les îles de l'Atlantique du Nord, donne sur le tétanos des nouveau-nés des renseignements fort curieux : à Saint-Kilda (Hébrides) la mortalité
par le tétanos est effrayante : sur 125 enfants, issus de 14 maria-

---

(1) Ricochon, *Gaz. hebd. de méd. et de chir.*, 1888, n° 33. — (2) Labonne, *Gaz. hebd. de méd. et de chirurgie*, 1889, n° 2, p. 26.

ges durant l'année 1880, 81 moururent du mal appelé là-bas « Lockjaw infantil » ou « Eight days, sickness ».

A Westmaneyer (S.-O. de l'Islande), le tétanos enleva, pendant vingt ans, 64 0/0 de la population infantile. Pendant les années 1871, 1872 et 1873 le chiffre total des décès d'enfants par le tétanos a été en Écosse de 48, dont 11 pour les seuls districts insulaires (non compris les deux îles précédentes), et ces districts insulaires ne renferment que 131.000 habitants.

En Islande, dans l'espace de vingt ans, la mortalité par tétanos chez les nouveau-nés s'est élevée à 30 0/0. A Heimaey (S.-O. de l'Islande), lors du voyage de Sir G. Mackensie, la population s'élevait à 200 personnes et ne s'était maintenue à ce chiffre que grâce à l'immigration, car dans les vingt ans qui précédèrent son exploration les enfants qui avaient échappé au tétanos étaient fort peu nombreux.

Recherchant la cause d'une si terrible mortalité, Labonne suspecte le guano des oiseaux de mer dont on se sert dans ces îles pour des usages domestiques.

Fontan (1) raconte que pendant l'expédition du Tonkin, en novembre 1886, la garnison de Lao-Kaï présenta une petite épidémie de tétanos. Les conditions hygiéniques étaient des plus mauvaises : la ville était entourée d'une véritable nécropole chinoise ; les cadavres étaient à peine enterrés, souvent cachés dans les hautes herbes. Le tétanos apparut tout à coup et cinq hommes furent emportés par cette maladie : ils étaient atteints de plaies légères ou de piqûres de seringue de Pravaz.

c) *Épidémies de locaux.* — Sous la dénomination de locaux nous entendons : les granges, les églises, les ambulances, les tentes.

Demarbaix (2), après la bataille de Smolensk, eut à déplorer de nombreux cas de tétanos chez les blessés qui avaient été déposés dans des granges, près du champ de bataille.

Murat (3) raconte qu'il n'a jamais vu autant de tétaniques qu'après la bataille d'Iéna : la maladie sévit avec violence sur les blessés qu'on avait placés dans tous les édifices publics dis-

(1) Fontan, *Gaz. hebd. de méd. et de chir.*, 1889, n° 26. — (2) Demarbaix, Thèse de Strasbourg, 1813. — (3) Murat, Thèse de Paris, 1816.

ponibles, particulièrement dans les églises. Leur situation était des plus tristes : on avait la plus grande peine à trouver la paille nécessaire pour coucher les blessés et le froid était excessivement vif. La marche du tétanos était foudroyante : les hommes étaient enlevés en 20 à 36 heures. Chenu (1) eut à observer 75 cas de tétanos à Brescia ; il regrette que les circonstances l'aient obligé à utiliser les églises qui offraient des conditions d'aération très défectueuses et où le tétanos fit un grand nombre de victimes. Sédillot (2), après la prise de Constantine, est forcé de loger les blessés dans des chambres sans fenêtres et sans portes et cela par un temps très froid : le tétanos frappa les blessés d'une manière saisissante.

Baizeau (3) rapporte qu'à Castiglione quelques blessés furent reçus dans deux établissements publics : une église et un couvent. Or, les cinq cas de tétanos qu'il observa se produisirent dans ces locaux. Bertherand et Gaujot (4) notent également que durant la guerre d'Italie le tétanos a particulièrement frappé les blessés traités dans les églises. Richter (5), durant la campagne austro-allemande, eût à lutter contre une terrible épidémie de tétanos qui frappa les blessés à Horsiz : ces malheureux couchés côte à côte dans de vastes hangars mal fermés avaient eu à supporter, pendant la nuit, un froid des plus rigoureux.

Expers (6) qui eut à soigner les blessés, pendant le siège de Metz, raconte que le tétanos visita souvent les ambulances de Sauley, du Lycée et de l'Esplanade.

Durant le siège de Strasbourg, à la suite de pluies qui rafraîchirent notablement la température, douze cas de tétanos se déclarèrent à l'hôpital militaire.

Le Fort (7), en 1871 dans une tente-ambulance annexée à l'hôpital Cochin vit deux de ses blessés enlevés par le tétanos à quelques jours d'intervalle. Mondon (8), médecin de la marine, a observé à Saïgon en 1880, deux cas de tétanos foudroyant qui

(1) Chenu, *Stat. de la guerre d'Italie*, 1859. — (2) Sédillot, *Dict. encyclop. des Sc. méd.*, art. Tétanos. — (3) Baizeau, in Thèse de Chopard, Paris, 1876. — (4) Bertherand et Gaujot, in Mathieu, *loc. cit.* — (5) Richter, *Chir. der. Schussverletzungen im Kriege*, p. 838, 1877. — (7) Expers, in Poncet (de Cluny), *loc. cit.* — (6) Le Fort, in Poncet, *loc. citato.* — (8) Mondon, in Thèse de Dufour, Paris, 1886.

se produisirent successivement chez deux soldats d'un même casernement.

Scheef (1) a vu une femme succomber au tétanos puerpéral dans une maison où la même maladie venait d'emporter un enfant. Bouquet (2), médecin de la marine, raconte le fait suivant : En 1885, à Lang-Son (Tonkin) un soldat blessé au combat de Dong-Dang meurt du tétanos sous une tente de l'ambulance. En même temps entrait dans cette tente un tirailleur algérien avec une blessure insignifiante du mollet : cet homme contracta le tétanos et en mourut au bout de cinq jours. Délépine (3) (de Pavilly) observe à Barentin (Seine-Inférieure), les deux cas suivants : un cardier en 1874, se blesse au pied et à la suite de cette blessure il contracta le tétanos dont il guérit ; en 1885, dans la même maison (où aucune réparation n'avait été faite), un maçon, dont la chambre était contigue à celle du cardier se blesse à l'avant-bras et meurt tétanique.

Kapétanakis (4) chargé du service sanitaire du corps d'armée grec qui de la Thessalie rétrocéda en Grèce raconte ce qui suit : « Lorsqu'on arriva dans le pays il fallut, faute d'hôpital régulier, » installer les services dans une maison mal aérée qui avait servi » auparavant de caserne et d'hôpital. Le pays étant marécageux, » l'impaludisme se montra fréquemment et l'on dut avoir recours » aux injections hypodermiques de quinine. Or, au bout de » quelques jours se déclara une épidémie de tétanos dans une » petite pièce qui avait jadis servi de salle de chirurgie sans » qu'on ait pu pourtant savoir si le tétanos s'y était montré au- » trefois. Dans un espace de temps relativement court on cons- » tata, dans cette salle, cinq cas de tétanos ». Reynaud (5) a communiqué à Toutan le fait suivant : à cinq semaines de distance il donne ses soins à deux nègres employés dans la même usine de Matouba : le premier blessé d'un coup de couteau au sein a le tétanos dont il guérit ; le second offre un paraphymosis, suite de chancre mou et devient également tétanique. Ces deux hommes se fréquentaient à l'usine.

(1) Scheef, *Mittheilungen aus der Tubinger Polyklinik*, Stuttgart, 1886. — (2) Bouquet, in Thèse de Dufour, Paris, 1886. — (3) Délépine, *Impartialité médicale*, 1886. — (4) Kapétanakis, in Verneuil, *Revue de Chir.*, 1887, p. 985. — (5) Reynaud, in Fostan, *Gaz. hebd. de méd. et de Chir.*, 1889, n° 25.

Cabadé (1) a observé le fait suivant : une jeune fille se blesse, dans les environs de Toulouse, en tombant sur une herse, et meurt du tétanos. Cette fille appartenait à une famille pauvre dont tous les membres couchaient dans la même chambre. Parmi eux, un jeune garçon contracte le tétanos, trois jours après la mort de la jeune fille, et succombe à cette affection.

d) Épidémies de salles d'hôpital. — Voici comment se développent généralement les épidémies de tétanos dans les salles d'hôpital : un blessé atteint de tétanos dans une salle d'hôpital où cette maladie était restée jusqu'alors inconnue y séjourne plus ou moins longtemps pour succomber ou guérir. Sur ces entrefaites un autre blessé couché dans un lit de la même salle présente à son tour des symptômes tétaniques.

Underwood (2), vit brusquement le tétanos sévir sur un très grand nombre d'enfants nouveau-nés dans les salles hospitalières. Il ne put définir la cause de cette épidémie. Larrey (3) raconte comment le tétanos sévit épidémiquement dans les hôpitaux du Caire et de Jaffa-West (4) et nous apprend combien triste était le sort des enfants nés dans la maternité de Dublin. La mortalité par le tétanos était d'un sixième ; l'application de mesures hygiéniques fit baisser, jusqu'à un soixantième, le chiffre des décès tétaniques. Cederschjœld (5) observa en 1835, dans la maternité de Stockholm, une épidémie de tétanos très meurtrière : sur 42 enfants atteints de cette affection, 34 succombèrent. — Schrimpton (6) pendant l'expédition de Bou-Taleb, voit le tétanos frapper successivement, dans une salle d'hôpital, deux soldats atteints de gelures étendues. Jœssel (7) pendant la guerre de 1870-71, observe deux cas de tétanos survenus brusquement dans une salle spacieuse exposée aux courants d'air.

Kelly (8) rapporte trois cas de tétanos survenus la même semaine chez trois blessés soignés dans le même hôpital. Stad-

<hr>

(1) CABADÉ, in VERNEUIL, *Acad. de méd.*, 1889, 19 février. — (2) UNDERWOOD, *Treat. on the dis. of. children*, London, 1784. — (3) LARREY, *loc. cit.* — (4) WEST, *Dis. of. the nervous. syst. in childhood*, London, 1831. — (5) CEDERSCHJŒLD (de Stockholm), *Arch. gén. de méd.*, 1842, p. 367. — (6) SCHRIMPTON, *Rel. méd. chir. de l'exp. du Bou-Taleb*, p. 29 et suiv., Constantine, 1846, et COLIN, *loc. cit.*, p. 107. — (7) JŒSSEL, *Gaz. méd. de Strasbourg*, 2 mars 1872. — (8) KELLY, *Surg. Soc. of. Ireland*, 1873.

feldt (1) a étudié de près le *trismus nascentium* à la maternité de Copenhague. Avant 1865 le tétanos faisait de grands ravages dans cet établissement ainsi que l'établit Levy (2). Des mesures hygiéniques bien entendues rendirent cette maladie moins fréquente. A Copenhague les femmes enceintes qui ont recours à l'assistance publique sont réparties entre la maison d'accouchements et les maisons affiliées dirigées par des sages-femmes et dont plusieurs renferment deux lits. Or, la statistique de 1853 à 1872 montre que le tétanos a frappé les enfants confiés aux maisons affiliées plus souvent (1 sur 131) que ceux qui étaient soignés dans la maison d'accouchements (1 sur 913). Les maisons affiliées les plus dangereuses étaient celles qui renfermaient deux lits et surtout celles qui laissaient le plus à désirer au point de vue de l'hygiène.

Baizeau (3) a constaté, pendant la guerre d'Italie en 1859, sept cas de tétanos parmi des blessés occupant la même partie des bâtiments à l'hôpital de la Porte de Luze. Cet hôpital était très humide et plus exposé que les autres aux courants d'air. Anger (4) a exposé, en 1882, à la Société de chirurgie, les détails d'une petite épidémie de tétanos qu'il observa dans les salles de l'hôpital Cochin : dans un court espace de temps, quatre blessés furent emportés par cette maladie.

Polaillon (5) a observé à la Pitié trois cas de tétanos qui se sont déclarés coup sur coup chez trois malades occupant respectivement les lits n° 34, 39 et 43 de la salle Broca. Le premier cas de tétanos se manifesta chez le n° 39 atteint de plaie contuse de la main : ce malade succomba le 23 mai 1885. Le second cas se présenta au n° 34, chez un jeune homme atteint d'un phlegmon diffus de la cuisse, qui devint tétanique le 4 juin. Enfin le malade couché au n° 43 contracte également le tétanos le 5 juin et succombe le lendemain.

Vogel (6), constate, dans l'espace de trois mois, trois cas de tétanos, chez des mineurs soignés dans le même hôpital et

(1) STADFELDT, *Arch. de toxicologie*, 1871. — (2) LEVY, *Bibliothek. fur Heger.*, Copenhague, 1840. — (3) BAIZEAU, in CHOPARD, Thèse de Paris, 1876. — (4) ANGER, *Bull. de la Soc. de chirurgie*, t. VIII, p. 126 et 617, 1882. — (5) POLAILLON, *eod. loc.*, t. XI, p. 714 et 715, 1885. — (6) VOGEL, *Deutsche med. Wochens.*, juillet 1885.

atteints de blessures diverses. En recherchant les causes de cette épidémie, Vogel s'aperçut que la salle communiquait avec un canal collecteur en relation avec les latrines. Ayant fait murer ce canal on ne constata plus aucun cas de tétanos.

Larger (1) décrit une petite épidémie qui eut pour théâtre l'hôpital de Poissy : au mois d'avril 1881 on avait reçu dans cet hôpital un homme atteint de tétanos, venant de Carrière-sous-Poissy où le docteur Labarrière avait constaté coup sur coup plusieurs cas de cette maladie. Or dans ce même hôpital on observa successivement trois cas de tétanos : le premier en juillet, le second en août, le troisième en octobre. Dufour (2), à l'hôpital maritime de Brest, voit une série de trois cas de tétanos survenant, en l'espace de trois mois, dans un chalet d'isolement situé assez loin des bâtiments centraux de l'hôpital. Macker (3), observe, dans une salle de l'hôpital de Colmar, quatre cas de tétanos : trois en 1882, un en 1886. Les trois premiers cas eurent lieu en l'espace de quelques jours, au mois de janvier, chez des blessés occupant des lits voisins. Le pansement employé fut celui de Lister. Pas un seul cas de tétanos n'avait été observé à Colmar avant 1882 et pendant les quatre ans qui s'écoulèrent entre les trois premiers cas et le quatrième aucune réparation n'avait été faite dans les salles de chirurgie.

Ball (4) cite l'épidémie qui frappa le Rotunda Hospital de Dublin où jusqu'en 1882, 2944 enfants sur 17.630 étaient morts tétaniques. Cet auteur a également observé, en 1886, deux cas de tétanos chez des enfants blessés occupant des lits voisins. Raymond (5) rappelle une note publiée dans un journal étranger constatant, qu'à la suite de l'adoption de pansements antiseptiques dans le traitement de la plaie ombilicale, chez les nouveau-nés, le tétanos avait complètement disparu d'une clinique obstétricale de Danemark, où cette maladie faisait auparavant des ravages considérables. Lamarre (6) voit, à l'hôpital de

<hr>

(1) LARGER (de Maisons Laffitte), *Bull. Soc. chir.*, 1885. — (2) DUFOUR, Thèse de Paris, 1886. — (3) MACKER, in LARGER, *Bull. de la Soc. de biol.*, t. XII, p. 850, 1886. — (4) BALL, *Dublin journ. of. méd. sc.*, 1887. — (5) RAYMOND, art. Tét. méd. in *Dict. ency, des sc. méd.* — (6) LAMARRE, in VERNEUIL, *Revue de chir.*, 1877.

Saint-Germain, le tétanos atteindre successivement trois hommes couchés dans des salles voisines.

Magnien (1), chirurgien à l'Hôtel-Dieu de Saint-Étienne a noté, dans ses salles, dix cas de tétanos en l'espace de quatorze ans. Berger (2) rapporte deux cas de tétanos qui se sont produits, à un mois d'intervalle, dans une même salle de l'hôpital de Bicêtre. Bodet (3), à Rochefort, voit un blessé devenir tétanique à la suite d'un écrasement de la main : deux mois après, un autre blessé, couché dans un lit voisin de celui où avait séjourné le précédent malade contracte à son tour le tétanos.

Fouqué (4) (de Vannes) a constaté deux cas de tétanos qui se sont produits, à deux mois d'intervalle, dans la même salle et dans des lits situés en face l'un de l'autre.

Delsol (5), à l'ambulance internationale de Bicores (campagne 1870-71) voit un soldat blessé à Châtillon, mourir du tétanos. Le lendemain arrive un jeune homme atteint par un éclat d'obus. Le quinzième jour après son arrivée ce garçon devient tétanique et meurt.

Calmette (6) cite les faits suivants : un matelot étant mort du tétanos en 1878, à l'hôpital maritime de Brest, un autre matelot entre, deux mois plus tard, dans la même salle pour une blessure de la cheville et meurt tétanique. En 1883 un gendarme qui était en traitement dans cette même salle contracte le tétanos et meurt.

Surmay (7) a décrit ce que Verneuil a appelé « le tétanos successif d'hôpital ». Les cas observés par cet auteur se produisaient dans une même salle de chirurgie de l'hôpital de Ham : en 1863, un charretier entré à l'hôpital pour une fracture comminutive meurt tétanique. Dix ans se passent sans qu'il se produise de nouveaux cas de tétanos ; en mars 1873 un autre charretier soigné pour une gangrène du pied succombe tétanique. En juin 1873, un homme atteint de contusion avec plaie meurt de la même affection.

(1) Magnien, in Verneuil loc. cit. et Gaz. hebd. de méd. et de chir., 1887. — (2) Berger, in Ozenne, Arch. gén. de méd. 1886. — (3) Bodet, in Verneuil, Revue chir., 1887-88. — (4) Fouqué, in Verneuil, loc. cit. — (5) Delsol, Gaz. hebd. de méd. et de chir., 1871, p. 493. — (6) Calmette, in Verneuil, Rev. de chir., 1887, p. 979. — (7) Surmay, eod. loc., p. 980.

Tachard (1) rapporte qu'en 1865 il put observer, à l'hôpital Beaujon, dans le service de Jarjaray, quatre cas de tétanos chez des blessés d'une même salle.

Marcoussis (2) a communiqué à M. Verneuil l'observation de trois soldats devenus tétaniques après avoir été piqués le même jour avec la même seringue de Pravaz et la même solution de sulfate de quinine. Jacquinot (3), interne de de Saint-Germain a observé, à l'Hôpital des Enfants, une série de cas de tétanos dans les conditions suivantes. Vers la fin de 1886 un enfant entre à la salle St-Côme pour un tétanos survenu à la suite d'une plaie du pied. En 1887, du mois de février au mois de juin, quatre enfants, entrés successivement soit à la salle St-Côme, soit à la salle Ste-Pauline succombent au tétanos. Jacquinot invoque énergiquement la contagion indirecte par le personnel de l'hôpital. Cette petite épidémie prit fin une fois que les salles furent désinfectées.

Flamain (4) a observé à l'hôpital de Châlons-sur-Marne, où le tétanos n'était plus connu depuis de longues années, une série de cas de cette maladie survenus en l'espace d'un an, après l'arrivée d'un malade tétanique. Weiss (5) (de Nancy) communique à M. Verneuil l'observation d'un charretier devenu tétanique après avoir séjourné quelque temps dans une salle d'hôpital où un cas de tétanos s'était produit trois mois avant.

Pillot (6) a vu quatre malades atteints successivement de tétanos dans une salle de l'hôpital Cochin. L'année précédente on avait observé dans cette même salle plusieurs cas de cette maladie. Berger (7) raconte que Nélaton a vu le tétanos se développer chez un garçon qu'il avait pansé après avoir examiné un blessé tétanique. Nélaton n'avait pas touché ce blessé : il n'avait fait que s'appuyer sur son lit, mais il pense que les élèves qui l'accompagnaient ont pu toucher ce malade et que c'est par leur intermédiaire que la contagion s'est opérée. Richelot (8) opère le 15 juin 1888, à l'hôpital Tenon, une jeune femme atteinte de sal-

---

(1) TACHARD, *eod. loc.* — (2) MARCOUSSIS, *eod. loc.* — (3) JACQUINOT, *Revue mens. des mal. de l'enf.*, oct. 1887. — (4) FLAMAIN, cité par VERNEUIL, *Rev. de chir.*, 1887. — (5) WEISS, cité par VERNEUIL, *eod. loc.* — (6) PILLOT, *Soc. méd. de l'Yonne*, 5 mai 1887. — (7) BERGER, *Bull. Acad. méd.*, 19 juin 1888. — (8) RICHELOT, *eod. loc.*, 11 sept. 1888.

pingo-ovarite qui meurt tétanique quelques jours après l'opération. La salle affectée aux laparatomies fut alors lavée à l'acide phénique et désinfectée au soufre. Le 5 juillet suivant une seconde femme, atteinte de la même affection que la précédente, est opérée dans la même salle : elle succombe également au tétanos.

Reclus (1) annonce, à la séance de l'Académie de médecine du 10 octobre, que, remplaçant Richelot dans son service, il a eu à déplorer un nouveau cas de tétanos survenu dans les mêmes conditions que les deux cas précédents.

Ricochon (2) rapporte dans son mémoire l'observation suivante due à Lebeau (de Secondigny-en-Gâtine) : en 1871, à l'ambulance internationale de Jouy-en-Josas, six cas de tétanos se déclarèrent, à quelques jours d'intervalle, dans une salle où il y avait huit soldats blessés légèrement.

Keetly (3) a relaté une épidémie qui eut lieu à West London Hospital, où pendant quelques années et surtout en 1881 la mortalité par tétanos fut effrayante. Des mesures antiseptiques énergiques eurent vite raison de cette épidémie.

Oliviera-Luyes (4) (de Lisbonne) traite dans une salle de chirurgie un malade atteint de plaie contuse du poignet qui fut atteint ultérieurement de tétanos, malgré les précautions antiseptiques prises pour éviter cette complication. En même temps que ce blessé l'auteur soignait un homme atteint de tétanos qui était couché dans la même salle.

MM. Requeyra et San Martin (5) rapportent que le tétanos est si fréquent dans la juridiction de Colon que bien peu nombreux sont les blessés qui échappent à cette maladie. Lors d'une insurrection récente un grand nombre de personnes ayant été blessées, le tétanos sévit avec intensité parmi les blessés soignés dans les hôpitaux tandis qu'il se montra rarement chez ceux qui avaient été traités dans des maisons particulières. Prévot cite dans sa thèse le cas d'un homme de 33 ans atteint de fractures multiples, qui meurt tétanique après avoir séjourné quelques jours à l'hôpital, à côté d'un autre blessé atteint de tétanos.

(1) Reclus, *Bull. Acad. de méd.*, 10 oct. 1888. — (2) Ricochon, *Gaz. hebd. de méd. et de chir.*, 1888. p. 551. — (3) Keetly, *St Bartolomew's.-Hosp. Rep.*, 1888, v° XVIII, p. 399. — (4) Oliviera-Luyes, cité par Verneuil, *Acad. de méd.*, 19 février 1889. — (5) Requeyra et San Martin, *Medecina practica*, 17 avril 1889.

Le Roy des Barres (1) a observé à l'hôpital de Saint-Denis un cas très net de contagion : un blessé, couché dans un lit à côté d'un homme atteint de tétanos chronique qui guérit, contracte cette maladie et meurt.

Fontan (2) publie à ce sujet plusieurs faits intéressants : à la Pointe-à-Pitre, le tétanos sévissait avec une telle intensité sur les blessés d'une salle de l'Hôtel-Dieu que l'on n'osait plus y pratiquer aucune opération. A l'île de Nou, en 1879, deux cas de tétanos se produisirent, dans la même salle, à seize jours d'intervalle. Ajoutons que le tétanos est fort rare dans l'île. A Pondichéry, dans une même salle d'hôpital, le docteur Léonard observa la série suivante : un individu blessé au pied meurt du tétanos dans un lit occupé précédemment par un tétanique. Sur ces entrefaites entre dans la même salle une petite indienne qui avait à subir l'amputation d'un bras. Six jours après elle succombe au tétanos.

Pichevin (3) rapporte l'observation d'une jeune indienne qui contracta le tétanos pendant son séjour dans une salle d'hôpital dans laquelle on avait observé auparavant plusieurs cas de tétanos.

e) Épidémies de lits. — Un tétanique a occupé un lit dans un hôpital. Plus ou moins longtemps après un blessé couché dans ce même lit contracte à son tour le tétanos. Voici quelques observations à l'appui de ce fait.

Bonnefon (4) pendant la guerre franco-allemande a vu, à l'hôpital militaire de Sedan, le tétanos atteindre quatre blessés qui avaient occupé successivement un lit de cet hôpital particulièrement exposé aux courants d'air.

Macker (5) voit, à l'hôpital de Colmar, un enfant, qui avait été amputé pour une tumeur blanche, mourir du tétanos dans une salle où déjà deux personnes avaient succombé précédemment à cette affection. Un blessé vient occuper le lit de cet enfant et y est traité pour une lésion insignifiante des doigts puis quitte

(1) Le Roy des Barres, *Bull. de l'Acad. de méd.*, 1889 et *Congrès d'hygiène*, 1889, 10 août. — (2) Fontan, *Gaz. hebd. de méd. et de chir.*, 1889, n° 26, p. 413. — (3) Pichevin, *Méd. moderne*, novembre 1890. Obs. réc. par M. Dartiguenave, de la Martinique. — (4) Bonnefon, Th. de Paris, 1871. — (5) Macker, in Larger, *loc. cit.*

l'hôpital : six jours après il contracte le tétanos. Barette (1) observe le fait suivant, à l'hôpital de Caen : un blessé atteint d'un écrasement de la main meurt tétanique. Six jours après un homme atteint de fracture avec plaie, occupe ce même lit et contracte à son tour le tétanos.

Dufour (2) a exposé en détail dans sa thèse les observations de trois blessés qui furent atteints de tétanos après avoir occupé successivement le même lit.

f) Épidémies d'instruments. — Les instruments employés en chirurgie paraissent être, en certains cas, les agents de propagation du tétanos. Il s'agit tantôt d'une seringue de Pravaz, tantôt d'une scie d'amputation, etc.

Obedevaine (3) a publié plusieurs cas de tétanos survenus après des injections hypodermiques de quinine. Nous avons exposé plus haut les observations de Kapétanakis et de Marcoussis où le tétanos fut également consécutif à des injections hypodermiques de quinine.

Stadfeldt (4), dans son étude sur l'épidémie de tétanos qui sévit à la Maternité et dans les maisons affiliées de Copenhague, montre d'une façon très nette le rôle considérable que jouent les instruments dans la propagation de la maladie. Ransford (5) traitait à l'hôpital un blessé tétanique ; sur ces entrefaites il eut à déplorer la mort de trois de ses opérés qui malgré l'antisepsie (sans doute imparfaite) furent enlevés par le tétanos. Amon (6) pratique l'extirpation du placenta chez une femme après avoir pansé la veille un homme tétanique. Cette femme mourut du tétanos sept jours après. Riembault (7), chirurgien de l'hôpital du Soleil, à St-Etienne, eut à pratiquer de 1877 à 1879 quatre amputations : les quatre opérés moururent tétaniques. « Pour » moi, dit Verneuil qui rapporte cette série malheureuse, j'ac- » cuse résolument le seul agent de chirurgie qui est intervenu » dans les quatre cas, c'est-à-dire, la scie d'amputation. » Thiriar (8) communique à Collin la note suivante : « J'ai perdu dix

---

(1) BARETTE, cité par VERNEUIL, *loc. cit.* — (2) DUFOUR, *loc. cit.* — (3) OBEDEVAINE, *Indian med. Gaz. et Gaz. hebd. de méd. et de chir.*, 1872, p. 479. — (4) STADFELDT, *loc. cit.* — (5) RANSFORD, *The Lancet*, 1885, p. 249. — (6) AMON, *loc. cit.* — (7) RIEMBAULT, in VERNEUIL, *Gaz. hebd. de méd. et de chir.*, 1887, p. 119. — (8) THIRIAR (de Bruxelles), in COLLIN, *loc. cit.*, p. 131.

» tétaniques en peu de temps. Ne pouvant trouver chez mes
» opérés la cause de la contagion, j'eus l'idée que mes instru-
» ments et particulièrement mes pinces hémostatiques étaient
» les agents de transmission. Je les mis à chauffer dans une
» étuve à 200°. Depuis lors l'épidémie cessa » (1).

On ne saurait trop insister sur le grand enseignement que nous fournit cette étude des épidémies tétaniques par instruments. Il est certain qu'on a le droit, comme le dit Verneuil, d'accuser les instruments de chirurgie de ces cas multiples de tétanos qui se succèdent dans les hôpitaux ou dans les locaux où s'entassent les blessés, en temps de guerre. Mais ne savait-on pas déjà, avant que la nature infectieuse du tétanos fut démontrée, qu'il était imprudent d'employer, dans une opération, des instruments sans les soumettre auparavant à une antisepsie des plus rigoureuses? Ignorait-on que ces mesures antiseptiques devaient s'appliquer, non seulement aux instruments, mais encore à tout ce qui devait toucher une plaie accidentelle ou opératoire? Certainement non. Des recherches nombreuses ont démontré d'une façon suffisante l'utilité de l'antisepsie ; les préceptes de la pratique antiseptique ont été exposés, dans un grand nombre de publications scientifiques, avec un luxe de détails considérable et une simplicité destinée à en rendre l'application facile dans tous les cas. Eh bien, malgré tant d'efforts, nombreux sont encore les cas où, comme nous venons de le voir, le médecin a causé, soit par une ignorance coupable, soit par un manque absolu de réceptivité aux idées de progrès, la mort de son malade.

Nous venons de terminer la liste bien longue des observations les plus importantes démontrant l'existence des endémies et des épidémies tétaniques. On peut donc déjà se faire une idée de la grande valeur des preuves cliniques de la théorie infectieuse du tétanos. Pour être complètes ces preuves doivent également comprendre l'exposé des endémies et des épidémies observées dans l'espèce animale.

(1) On sait, en effet, depuis longtemps que les instruments de chirurgie peuvent être, en certains cas, les agents de transmission de diverses maladies et l'on a beaucoup recommandé, pour cette raison, de les désinfecter soigneusement *avant* de procéder à une opération.

2° OBSERVATIONS PUBLIÉES PAR LES VÉTÉRINAIRES. — Nous établirons ici à peu près la même classification que pour les observations publiées par les médecins : épidémies de contrées, de locaux et d'instruments. Nous aurons particulièrement en vue le tétanos équin.

a) Épidémies de contrées. — Le tétanos équin n'offre pas partout la même fréquence : pour cette affection, comme pour le charbon, il existe des pays tarés. On trouvera dans le mémoire de Verneuil des renseignements précieux sur ces régions, renseignements qui lui ont été fournis par des vétérinaires et que nous utiliserons plus loin en discutant la théorie équine du tétanos. En bien des points, grâce à des soins minutieux et à des précautions antiseptiques, le tétanos atteint, plus rarement qu'autrefois, les animaux, par exemple en Basse-Normandie (1).

Voici quelques observations d'épidémies de contrées :

Cérémoine, vétérinaire à Noisy-le-Sec (2), écrit à Verneuil que, dans l'intervalle de trois ans (de 1883 à 1885), douze cas de tétanos furent observés sur les trois cents chevaux que compte le village. Il s'agissait dans ces différents cas de chevaux blessés ou opérés (spécialement pour la castration). Bonniau (3), vétérinaire à Coulanges, castre, en 1883, deux mulets de deux ans. Huit jours après, l'un de ces animaux contracte le tétanos et meurt ; l'autre devint tétanique le vingt et unième jour après l'opération et mourut également. Vingt ans avant le même fermier occupant une ferme voisine perdit un mulet du tétanos et deux autres propriétaires habitant des villages voisins ont également perdu des animaux atteints de cette maladie. Ricochon qui rapporte ces observations admet qu'il y avait là un sol contaminé d'avance. Ricochon (4) (de Champdeniers) dit qu'en l'espace de vingt ans un grand nombre de cas de tétanos furent observés dans les villages qui dépendent de la commune de Saint-Georges de Noisné (canton de Mazières). On y vit succomber des chèvres, des bœufs, des juments, des poulains et des chevaux, à la suite de cette affection. Il paraît y avoir là une véritable infection du sol.

(1) NOTTA (de Lisieux), in VERNEUIL, *Revue de chir.*, 1887-1888. — (2) CÉRÉMOINE, in VERNEUIL, *Gaz. hebd. de méd. et de chir.*, 1886, p. 781. — (3) BONNIAU, in RICOCHON. *Gaz. hebd. de méd. et de chir.*, 1888, n° 35. — (4) RICOCHON, *loc. cit.*

b) Épidémies de locaux (écuries, fermes, cours, etc.). — Anger (1), prosecteur à Clamart, a fait, dans cet ordre d'idées, une communication intéressante. En 1870 le cheval qui conduisait la voiture de Clamart meurt du tétanos. Il y avait alors dans cette écurie une chienne avec ses trois petits chiens : ces derniers devinrent tétaniques.

Cérémoine (2) a raconté le fait suivant qui s'est passé dans l'écurie de M. Denot (faubourg de Noisy-le-Sec). En 1881, un cheval est brusquement atteint de tétanos. Une fois mort, son écurie est désinfectée et réparée. Malgré cela un nouveau cheval ayant pris la place du premier contracte le tétanos et meurt. L'écurie ayant été alors remise à neuf on ne constata plus aucun cas de tétanos. Larger (3) voit, dans la même écurie, deux chevaux atteints de tétanos à deux ans d'intervalle. Thierry (4) raconte le fait suivant qui s'est produit dans la commune de Chessy (Aube). Il châtre, à trois jours d'intervalle, des agneaux, chez deux propriétaires différents. Chez l'un, les agneaux châtrés furent disposés dans un local très propre et bien situé ; chez l'autre, les animaux furent parqués dans une étable étroite, sans plafond et pleine de fumier pourri. Douze opérés sur seize furent pris du tétanos chez ce dernier tandis que les agneaux du premier restèrent indemnes. Les instruments employés ayant été les mêmes dans les deux cas, il faut bien ici incriminer le sol. Cela paraît d'autant plus certain que, cinq mois avant, un cheval châtré était mort tétanique dans une écurie voisine.

Keelly (5) mentionne une série de cas de tétanos survenus chez des chevaux occupant une même écurie : Magéras (6), vétérinaire à Champdeniers, châtre, en juin 1886 deux chevaux dans deux écuries différentes. A quelques jours de-là il châtre le compagnon d'écurie de l'un d'eux, atteint de hernie inguinale, qui contracte le tétanos et le transmet à son voisin. Les casseaux employés avaient été les mêmes dans les trois cas.

Magneron (7), vétérinaire à Saint-Maixent, châtre, au mois

---

(1) Anger, *Bull. Soc. anat.*, 1874, p. 116 et *Bull. et mém. de la Soc. de chirurgie*, 1882, p. 127. — (2) Cérémoine, *loc. cit.* — (3) Larger, *loc. cit.* — (4) Thierry, *loc. cit.* — (5) Keelly, *loc. cit.* — (6) Magéras, in Ricochon, *Gaz. hebd. de méd. et de chir.*, 1888. — (7) Magneron, in Ricochon, *loc. cit.*

d'avril 1888, trois mulets dans une même ferme : les trois animaux moururent tétaniques. Cet opérateur n'avait jamais eu auparavant de cas de tétanos dans sa pratique. Mais il observe que, dans les environs de cette ferme, il s'était produit, peu de temps avant, trois cas de tétanos chez des animaux.

Ricochon (1) rapporte plusieurs cas de tétanos qui se sont produits en série, dans les environs de Champdeniers : plusieurs propriétaires perdirent chacun deux ou trois de leurs animaux, occupant la même écurie, et cela dans un court espace de temps. Leonardo Valentini (2) raconte que dans les écuries de la « Netteza Urbana », à Rome, renfermant environ cent chevaux ou mulets, trente cas de tétanos furent observés pendant les années 1886-1887, et les deux premiers mois de 1888. L'expérimentation fit reconnaître que la terre de ces écuries donnait par inoculation le tétanos aux animaux. Les locaux furent alors soigneusement désinfectés et l'épidémie prit fin.

c) Épidémies d'instruments. — Doyen (3) cite le cas d'un vétérinaire, aujourd'hui presque abandonné par sa clientèle à la suite d'un nombre considérable d'insuccès opératoires : seul, en effet, parmi tous ses collègues du pays, il perdait ses chevaux du tétanos. Il est probable que les instruments dont se servait ce vétérinaire étaient les agents de transmission de la maladie.

Bourdeaux (4), vétérinaire, ayant castré huit mulets dans la même ferme et le même jour, vit six de ces animaux succomber tétaniques. Dautel (5), dans une lettre adressée à Verneuil, apprend ce qui suit : Un vétérinaire pratique, dans un village des Ardennes, la castration sur trois chevaux, dans des écuries différentes. Il opère ensuite divers autres chevaux, dans des villages suivants. Tous ces animaux contractent le tétanos. Or, presque en même temps, un autre vétérinaire fait des castrations nombreuses dans ces mêmes villages et n'observe pas un seul cas de tétanos. Il est certain qu'ici, toutes les autres conditions étant identiques il faut forcément accuser les instruments.

---

(1) RICOCHON, *loc. cit.* — (2) LEONARDO VALENTINI, *Sulla utilità pratica della desinfezione ambianti nel tetano enzootico*, Roma 1890. — (3) DOYEN, *loc. cit.* — (4) BOURDEAUX, voir RICOCHON, *Gaz. hebd. de méd. et de chir.*, 1886, p. 696. — (5) DAUTEL, in VERNEUIL, in *Gaz. hebd. de méd. et de chir.*, 1886, p. 780.

Cagnat (1), vétérinaire à Saint-Denis, a pratiqué la castration chez les chevaux pendant 25 ans sans constater un seul cas de tétanos, à la suite de cette opération ; en 1884 il quitte les casseaux pour l'écraseur linéaire : tous les chevaux qu'il opère avec cet instrument meurent tétaniques. Il laissa alors séjourner son instrument pendant quelque temps dans de l'huile bouillante et depuis lors il s'en sert impunément.

Léger Langevin (2) rapporte qu'il a vu quatorze chevaux, sur quinze opérés le même jour dans la même écurie, succomber au tétanos. Ne doit-on pas encore incriminer ici la trousse opératoire ? Bonniaud (3), à Montbrison, ayant opéré en 1880 six taureaux et trois pouliches, voit six de ces animaux mourir tétaniques. Cet opérateur avoue naïvement qu'il se contente de *nettoyer* ses instruments, mais qu'il ne les *désinfecte* pas !!! Biot (4), vétérinaire à Pont-sur-Yonne, raconte que lorsqu'il exerçait à Montereau il observa treize cas de tétanos chez le cheval à la suite de blessures chirurgicales (10 cas de castration ; 3 cas de section de la queue). C'est pendant les mois d'avril et mai 1869 que sévit cette épidémie produite probablement par l'usage d'instruments contaminés.

Tel est le bilan des observations les plus intéressantes que fournissent médecins et vétérinaires sur les endémies et les épidémies tétaniques. Qu'on nous pardonne la monotonie et la sécheresse d'un pareil exposé : ce n'est que par leur accumulation que de pareils faits ont une grande valeur. C'est grâce à leur multiplicité que les preuves cliniques de la théorie infectieuse acquièrent une importance considérable et nous permettent d'affirmer que le tétanos est une maladie qui peut revêtir le caractère épidémique et endémique.

Sous ce rapport le tétanos est donc comparable à bien d'autres maladies. Mais parmi celles-ci il y en a une surtout qui tout en étant infectieuse n'est pas contagieuse : l'impaludisme. Ce caractère de la contagion appartient-il au tétanos ?

C'est le second point des preuves cliniques qu'il nous reste à examiner.

---

(1) Cagnat, in Verneuil, *Gaz. hebd. de méd. et de chir.*, 1887, p. 118. — (2) Léger Langevin, *eod. loc.* — (3) Bonniaud, *eod. loc.* — (4) Biot, *eod. loc.*

B. Question de la contagion. — A vrai dire cette question a déjà reçu un commencement de démonstration dans le chapitre précédent : les épidémies d'hôpitaux, de lits, d'instruments pour l'espèce humaine ; les épidémies de locaux et d'instruments pour les animaux démontrent le caractère contagieux du tétanos. Mais nous n'avons fait jusqu'à présent que citer des faits dans lesquels la contagion était évidente sans nous attarder à étudier en détail les conditions qui la favorisent et le mode suivant lequel elle paraît se produire : le problème étant assez complexe, nous avons jugé opportun de l'étudier tout à fait à part.

Le tétanos étant une maladie qui frappe aussi bien l'homme que les animaux, particulièrement le cheval, nous envisagerons la question de cette maladie à quatre points de vue différents :

1° Transmission de l'homme à l'homme : *Tétanos inter-humain.*

2° Transmission de l'animal à l'animal : *Tétanos inter-équin.*

3° Transmission de l'animal à l'homme : *Tétanos équino-humain.*

4° Transmission de l'homme à l'animal : *Tétanos humano-équin.*

Si dans cette classification nous employons le terme équin, c'est que parmi les animaux c'est surtout le cheval qui devient tétanique et cela pour des raisons tout à fait secondaires. L'emploi de ce terme ne doit, par conséquent, rien préjuger.

1° Transmission de l'homme à l'homme. — On peut citer, comme partisans de cette transmission, presque tous les auteurs modernes qui ont eu à observer des épidémies d'hôpitaux, de lits et d'instruments. Verneuil a eu le mérite de réunir toutes ces observations disséminées auparavant un peu partout, d'en susciter de nouvelles, d'en faire un corps de doctrine et de publicité notoire à cette notion de la transmissibilité du tétanos par contagion (1).

Si cette notion ne s'est imposée que de nos jours, cela tient d'abord à ce que la recherche de l'origine de la contamination dans les pays intertropicaux, où le tétanos s'observe fréquem-

(1) Verneuil, *Revue de chir.*, 1887-1888, et *Acad. de méd.*, 1888-1889.

ment, a toujours été très difficile à cause précisément de la fréquence de cette maladie dans ces pays : ensuite à ce que dans nos régions les faits de contagion observés furent, pendant longtemps, méconnus à cause de la tendance générale à admettre la nature nerveuse du tétanos.

Mais si les éléments pathogènes apportés par la contagion sont indispensables pour provoquer le tétanos, il faut également tenir compte de la réceptivité du sujet qui joue ici, comme dans bien d'autres cas, un rôle considérable dans le développement de la maladie. C'est l'intervention de certaines causes prédisposantes telles que le refroidissement, la misère, les émotions qui nous fait comprendre pourquoi, dans des conditions identiques, la contagion se manifeste ou ne se manifeste pas.

Leblanc (1), dans la discussion sur le tétanos qui eut lieu, en 1889, à l'Académie de médecine, a insisté, avec raison, sur le rôle important que joue la prédisposition dans le développement de cette maladie. Mais, il va trop loin lorsqu'il dit qu'il est inutile de faire intervenir un agent infectieux pour expliquer la production du tétanos : il en est du tétanos comme de la pneumonie : à côté du froid qui prépare le terrain, il y a le bacille sans lequel l'éclosion de la maladie est impossible (2).

On peut envisager la contagion tétanique interhumaine sous le *double rapport* de son *mode* et de son *moment*.

a) Mode de la contagion. — Quel est le mode de la contagion tétanique ? Est-elle directe ou indirecte, médiate ou immédiate ? L'étude des faits démontre qu'elle est indirecte : il existe presque toujours un intermédiaire entre le premier tétanique observé et les opérés ou les blessés victimes de la contagion. Mais quels sont ces intermédiaires ? Ce peuvent être tous les objets matériels et toutes les personnes qui sont en contact avec le sujet tétanique. Nous signalerons cependant d'une façon particulière : les objets de literie, les mains des opérateurs et les instruments de chirurgie.

1° *Objets de literie.* Nous trouvons la preuve de ce mode de contagion dans les séries de cas de tétanos constatés par Riche-

(1) LEBLANC, *Bull. Acad. de méd.*, 1889, p. 813. — (2) JACCOUD, Du froid comme cause prédisposante de la pneumonie. *Ann. des Sciences*, 1887.

lot dans une salle spécialement affectée aux laparatomies ; par Dufour, dans un chalet d'isolement destiné aux malades opérés et dans les nombreuses épidémies de lits que nous avons relatées plus haut.

2° *Mains de l'opérateur* : Ici peuvent prendre place les cas signalés par Stadfeldt, concernant le trismus des nouveau-nés, par Olliviera Luyes et Amon pour des cas de tétanos chez des adultes.

3° *Instruments de chirurgie* : Les instruments de chirurgie constituent des agents essentiels de contagion médicale auxquels Verneuil fait jouer un rôle très considérable dans la propagation du tétanos. Il les accuse volontiers, en effet, d'être la cause de ces séries de cas de tétanos observés dans une même salle d'hôpital, et même d'avoir provoqué ces épidémies circonscrites à des locaux plus ou moins spacieux (églises, couvents, granges, etc.) dans lesquels on entasse, en temps de guerre, un nombre considérable de blessés. Cette opinion nous paraît devoir être prise en sérieuse considération. A une époque qui n'est pas encore bien éloignée de nous, les blessures par armes à feu étaient soumises à des manœuvres diverses : recherche des projectiles, explorations, débridements, extraction des esquilles, etc. En temps de guerre toutes ces manœuvres devaient être faites avec des instruments servant du matin au soir et dont la désinfection devait être d'autant plus problématique qu'on n'y attachait aucune importance. En pareilles conditions n'est-il pas vraisemblable d'admettre que les chirurgiens d'ambulances ont été bien souvent les agents inconscients des épidémies en question.

Si donc on étudie le mode de la contagion tétanique à la lumière des nombreux faits que nous connaissons; on sera en droit de poser les conclusions suivantes :

1° La contagion du tétanos est médiate, dans la grande majorité des cas ;

2° Les opérateurs peuvent transmettre le tétanos à leurs opérés ou blessés isolément ou en séries;

3° La contagion s'opère surtout par l'intermédiaire des objets de literie, des mains de l'opérateur et des instruments de chirurgie;

4° Cette contagion peut s'effectuer avec le même instrument à de longs intervalles, ce qui implique, pour le virus tétanique, la fixité, l'adhérence, la longue persistance de ses propriétés infectieuses et une forte résistance aux causes de destruction. Il faut donc, en présence d'un cas de tétanos, soumettre tous les objets qui ont été directement ou indirectement en contact avec le sujet tétanique non pas à une désinfection incomplète, fantaisiste comme cela se fait bien souvent, mais à une antisepsie des plus rigoureuses.

b) Moment de la contagion. — A quel moment le tétanos est-il contagieux? Est-ce seulement pendant son évolution ou bien plus ou moins longtemps après sa terminaison?

1° Transmissibilité *pendant le cours* du tétanos. Voici ce que nous entendons par là : un blessé est couché dans une salle d'hôpital dans laquelle se trouve un tétanique ; pendant l'évolution de ce cas de tétanos ce blessé a-t-il des risques à courir, au point de vue de la contagion? La réponse est affirmative et nous n'avons qu'à nous rapporter aux cas de Bouquet, Kapetanakis, Cabadé, Schrimpton, Polaillon, Larger, Delsol, Olliviera, Luyes, Prévot, etc. qui démontrent combien est dangereux pour un blessé le séjour dans une salle où se trouve un sujet atteint de tétanos.

2° Transmissibilité *après la terminaison* du tétanos. La contagion peut également s'opérer chez des blessés soignés dans une maison, une salle d'hôpital, une tente d'ambulance et dans tout autre local où a séjourné plus ou moins longtemps avant un sujet atteint de tétanos, en admettant naturellement que ce local n'ait pas été sérieusement désinfecté : ce fait trouve son explication dans la grande résistance vitale dont sont doués les germes tétaniques ; ils pourront s'attacher à tous les objets qui auront été en contact avec le tétanique et conserver leur virulence pendant longtemps.

Si l'on consulte les observations très complètes, parues sur ce sujet, on peut déterminer, d'une manière approximative, la durée de la conservation de cette virulence : nous n'aurons pour cela qu'à rechercher, dans ces observations, le temps qui s'est écoulé, dans une salle d'hôpital, entre la terminaison d'un premier cas de tétanos venant du dehors et le premier cas intérieur qui s'est produit dans la suite.

Nous trouvons :

Dans l'observation de Lefort, à l'hôpital Cochin				8 jours
—	—	Berger	—	—	8 jours
—	—	Dufour	—	de Brest	8 et 12 jours
—	—	Jacquinot	—	des Enfants	1 mois
—	—	Berger	—	de Bicêtre	1 mois
—	—	Calmette	—	de Brest	2 mois
—	—	Bodet	—	de Rochefort	2 mois
—	—	Weiss	—	de Nancy	3 mois
—	—	Pillot	—	Cochin	1 an
—	—	Macker	—	de Colmar	1 ans
—	—	Ricochon	—	Faye-s-Arden	4 ans
—	—	Surmay	—	de Ham	10 ans
—	—	Delépine			11 ans
—	—	Ricochon	—	de la Charrière	13 ans
—	—	Ricochon	—	de Barre-s-Rouvre	15 ans

Ces dernier chiffres peuvent paraître exorbitants. Ricochon (1), dans son mémoire, n'hésite pourtant pas à admettre que, placés dans des conditions spéciales, les germes tétaniques peuvent, après un temps aussi long, être encore très nuisibles. Cette longue persistance de virulence des germes tétaniques nous explique facilement ces épidémies qui résultent de l'arrivée d'un sujet atteint de tétanos, dans un village, dans un hôpital. Nous comprenons dès lors pourquoi Larger observe cinq cas de tétanos, en deux ans, dans le petit village de Carrière-sur-Poissy, pourquoi cette maladie fait, pendant dix-huit mois, des ravages dans les villages près de Nivelles (Manoury), pourquoi Flamain note, en un an, sept cas de tétanos à l'hôpital de Châlons-sur-Marne, Magnien quatorze cas en quatorze ans à l'hôpital des Mineurs de Saint-Étienne, Stadfeldt cette épidémie de trismus chez les nouveau-nés des maternités de Copenhague.

Par conséquent la contagion peut s'opérer aussi bien pendant l'évolution d'un cas de tétanos qu'après sa terminaison.

Durée de l'incubation du tétanos. — La durée de l'incubation du tétanos, telle qu'elle a été établie par les nombreuses observations que nous avons citées plus haut, varie de trois à quinze jours :

(1) Ricochon, *loc. cit.*

Dans un cas de Schrimpton l'incubation a été de 3 jours
— trois cas de Lebeau — — 3 jours
— un cas de Messer — — 5 jours
— un cas de Larger — — 5 jours
— un cas de Benette — — 6 jours
— un cas de Marcoussis — — 6 jours
— un cas de Prévot — — 7 jours
— deux cas de Richelot — — 7 jours
— un cas de Dufour — — 8 jours
— un cas de Larger — — 10 jours
— un cas de Marcoussis — — 10 jours
— un cas de Polaillon — — 11 jours
— un cas de Dufour — — 12 jours
— un cas de Delsol — — 15 jours
— un cas de Fontan — — 15 jours

La variabilité de cette durée n'a rien qui doive nous étonner, car il ne faut pas oublier que, dans la contagion tétanique, on doit tenir grand compte du terrain sur lequel tombe le germe infectieux : celui-ci peut très bien arriver dans une plaie et y demeurer inerte jusqu'au moment où une cause secondaire quelconque (refroidissement, émotions, misère, etc.) viendra diminuer la force de résistance de l'organisme et lui permettre de se développer sur un terrain qui jusqu'à ce moment-là n'était pas propice à sa prolifération. Ainsi s'explique la rapidité avec laquelle le tétanos frappe les blessés logés dans des ambulances et dans les divers locaux où on les entasse parfois en temps de guerre. C'est ici surtout que les causes prédisposantes jouent un rôle primordial : c'est à elles qu'il faut remonter pour se rendre compte de l'irrégularité de la période d'incubation du tétanos.

Récidives du tétanos. — Nous ne nous occuperons pas évidemment ici de ces *rechutes* nombreuses qui se produisent au moment où la maladie est près de toucher à sa fin. Il s'agit de savoir si, après guérison totale et retour complet à l'état de santé, le même sujet peut contracter une deuxième fois le tétanos. On sait, en effet, que la non récidive est un des caractères les plus importants de la plupart des maladies infectieuses. Le tétanos possède-t-il ce caractère ? Ce problème n'a été jusqu'ici effleuré que par Verneuil (1) et par Hobart-Cheesman (2).

(1) VERNEUIL, *Gaz. hebd. de méd. et de chir.*, 1886, n° 26. — (2) HOBART-CHEESMAN, *Med. record.*, vol. XXIX, 1886, p. 522.

Verneuil a publié, à ce sujet, une observation du docteur Louis Moreau, professeur à l'Ecole de médecine d'Alger. Il s'agit dans cette observation d'un homme qui, en 1870, avait été condamné à la déportation par la cour martiale de Marseille. En sortant de la salle du conseil de guerre il tombe, se blesse à la tête et devient tétanique. Il guérit sous l'influence de fortes doses d'opium et de chloral. Or, en 1885, cet homme eut une attaque de tétanos spontané : le chloral à haute dose le tira une seconde fois d'affaire.

Deux points ne permettent pas à cette observation d'être parfaitement concluante : d'une part l'homme en question était un névropathe avéré, d'autre part la seconde atteinte s'est produite sans lésion apparente des téguments. Certainement nous savons que ce que l'on appelle tétanos spontané n'est spontané qu'en apparence et qu'en réalité il y a toujours une porte d'entrée plus ou moins cachée. Nous pourrions en même temps admettre que des germes tétaniques, cachés sous la cicatrice de la blessure qui avait déterminé la première atteinte de tétanos, ont pu être la cause de la seconde. Mais le tempérament nerveux du malade doit rendre bien circonspect et faire soupçonner, dans la deuxième attaque tétanique, des phénomènes hystériformes. C'est d'ailleurs là l'opinion de Verneuil.

Dans l'observation rapportée par le Dr Cheesman de New-York, il est question d'un jeune homme qui devint tétanique, au mois de mai 1882, à la suite d'une blessure du pied produite par un éclat de verre. Ce garçon, qui avait présenté les symptômes classiques du tétanos, finit par guérir. En février 1883 il contracte de nouveau le tétanos après s'être fait vacciner et résiste encore à cette nouvelle atteinte de la maladie.

Cette observation décrite avec beaucoup de soin et de précision par Cheesman ne permet donc pas de douter de la possibilité de voir le tétanos récidiver.

Ce sont là les deux seuls faits observés. Cette rareté tient probablement à deux causes : (a) le tétanos est une maladie relativement rare ; (b) la plupart des sujets tétaniques succombent à la première atteinte du tétanos.

II. — TRANSMISSION DE L'ANIMAL A L'ANIMAL. — Il s'agit surtout ici du cheval. Cette transmission d'animal à animal est un fait qui se dégage très nettement de l'examen des observations publiées par les vétérinaires et des épidémies de locaux et d'instruments que nous avons relatées. Ici encore la contagion est, dans la plupart des cas, indirecte : c'est par la paille des litières, par le bois souillé des stalles d'écurie dans lesquelles ont séjourné des animaux tétaniques, par les instruments de chirurgie que le mal se propage.

La durée d'incubation dans ces cas a été fixée par Lacoste (1), dans son mémoire sur la castration, à environ sept jours. On voit donc par là la similitude à établir entre le tétanos humain et le tétanos équin.

Critique et réfutation de ce genre de transmission. — Dans la discussion sur le tétanos qui eut lieu, en 1889, à l'Académie de médecine, diverses critiques furent adressées à Verneuil qui défendait énergiquement cette contagion inter-équine. Elles furent exposées par Trasbot (2) et Leblanc (3).

Trasbot ne conteste pas la réalité de cette contagion, il la croit, cependant, tout à fait exceptionnelle. « Depuis que je suis pro-
» fesseur à l'École d'Alfort, dit-il, j'ai recueilli une cinquantaine
» d'observations de tétanos équin. Or, ces chevaux tétaniques
» étaient placés au milieu d'autres ayant subi diverses opéra-
» tions. Malgré cela, cette contagion je ne l'ai jamais vue se pro-
» duire. Sans doute il y a eu quelques chevaux atteints de téta-
» nos après des opérations et l'on peut certes prétendre que ce
» sont tous des exemples de contagion, mais, en tout cas, ils
» sont bien peu nombreux. Parmi mes cinquante observations,
» il n'y en a que six relatives à des chevaux pris de la maladie
» dans l'intérieur de l'École, après avoir subi une opération. Si
» l'on compare ce chiffre à celui de plus de 2.000 chevaux opé-
» rés par an, soit plus de 30.000 depuis que j'ai commencé à
» recueillir ces observations, on avouera, au moins, que la con-
» tagion est fort rare ».

Ces remarques de M. Trasbot sont des plus intéressantes, mais

---

(1) LACOSTE, *Mém. de la Soc. centr. de méd. vétér.*, 1851. — (2) TRASBOT. *Bull. Acad. méd.*, 1889, p. 616. — (3) LEBLANC, *cod. loc.*, p. 613.

elles ne démontrent qu'un seul fait, à savoir, que suivant les lieux et les terrains la transmission du tétanos d'animal à animal se fait plus ou moins facilement. C'est là un fait qui se rencontre, à chaque pas, dans l'histoire des maladies infectieuses.

Leblanc va beaucoup plus loin que Trasbot : il nie carrément la contagion d'animal à animal. Voici ses arguments et la réfutation qu'on peut leur opposer :

a) Six chevaux sont castrés le même jour, à l'aide de casseaux, par le même vétérinaire : les deux premiers et les trois derniers sont restés bien portants ; seul le troisième a eu le tétanos. Pourquoi ? La réponse est presque puérile : parce que la plaie du troisième cheval a seule été atteinte par les germes tétaniques qui résidaient dans le sol de l'écurie. Si ce cheval n'a pas transmis le tétanos aux autres, c'est que les agents intermédiaires de la contagion ont fait défaut ou que des conditions spéciales de réceptivité s'y sont opposées.

b) Thierry, vétérinaire à Tonnerre, châtre, le même jour, des agneaux dans deux villages distants l'un de l'autre de 1.560 mètres. Le local où l'on enferme les opérés de l'un de ces villages est mal aéré, humide, froid : les agneaux qui y sont enfermés contractent le tétanos, tandis que les opérés du village voisin restent indemnes. Or, Verneuil invoque ici un cas de tétanos équin survenu, cinq mois avant, dans une écurie voisine du local infecté. « On renonce donc, dit Leblanc, à incriminer l'opérateur et les instruments » !!! C'est là un *petitium principii* absolu : on n'a jamais dit, en effet, que le tétanos ne pouvait se communiquer que par contagion entre animaux. Si les agneaux opérés dans l'un de ces villages sont restés bien portants tandis que ceux qui ont été opérés dans l'autre ont contracté le tétanos, cela tient d'abord à ce que ces derniers ont été logés après l'opération dans un local sale et humide, ce qui les prédisposait déjà à contracter une affection quelconque plus facilement que ceux sur lesquels ces « causes prédisposantes » n'agissaient pas. Ensuite puisque ces animaux se trouvaient dans un local sale et humide, il n'est pas étonnant que leurs plaies soient venues en contact avec le sol dans lequel les germes tétaniques se trouvent en abondance. Par conséquent, même sans faire intervenir le cas de tétanos équin auquel a fait allusion Verneuil, on peut très bien réduire à néant les objections de M. Leblanc.

c) A Bretaux, trois mulets sont castrés dans une même ferme : les deux premiers sont atteints d'abord de péritonite et plus tard deviennent tétaniques ; le troisième, castré le dernier, reste sain : « Et l'on invoque la contagion », dit M. Leblanc, « si elle existait, c'est le n° 3 qui aurait dû être victime ». Ah vraiment ! Nous ferons observer d'abord, en passant, que suivant toutes probabilités, les instruments employés dans ces opérations devaient recéler le virus tétanique : en passant sur les deux premiers animaux ils se sont dépouillés de leur virus et lorsqu'ils ont servi à opérer le troisième animal ils avaient complètement perdu leur virulence tétanique. Ensuite M. Leblanc oublie que, dans la contagion, le germe n'est pas tout ; il faut encore tenir compte du terrain sur lequel ce germe est appelé à se développer. Or, précisément ici on voit que le tétanos frappe les animaux atteints déjà de péritonite, c'est-à-dire en état d'infériorité notable par rapport à l'animal resté bien portant.

d) Leroux, vétérinaire à Brest, raconte qu'ayant opéré deux chevaux pour un clou de rue, l'un d'eux fut atteint de tétanos tandis que l'autre resta indemne. Il prit alors de l'étoupe salie par le pus du pied du cheval tétanique et le mit en contact avec la plaie du cheval sain : le résultat fut nul.

Cet argument nous paraît bien moins sérieux encore que les précédents. En pareille circonstance une seule expérience négative ne prouve rien : nous pourrons lui opposer plus loin une foule d'expériences identiques et positives dont une seule suffirait pour entraîner la conviction.

e) Des observateurs bien placés pour constater la contagion inter-équine n'ont cependant pas pu l'observer : ainsi Leroux déclare qu'il n'a jamais observé un seul cas de contagion bien qu'il ait traité dans son infirmerie 160 chevaux tétaniques, et cependant il n'a pris aucune précaution pour éviter cette contagion : les stalles renfermant les chevaux sains touchaient celles dans lesquelles se trouvaient les chevaux tétaniques ; le même palefrenier, se servant des mêmes objets de pansage, soignait tous les chevaux ! !

Dans la Compagnie des Omnibus de Paris qui compte 13.000 chevaux, le tétanos est rare et cependant les blessures de toute espèce sont fréquentes chez ces animaux. En 1887 on a observé 4 cas de tétanos, en 1888, 2 cas. Jamais on n'a pris aucune précaution contre la contagion.

Chuchu, qui depuis plusieurs années exerce comme vétérinaire dans le quartier de la Villette et dont la nombreuse clientèle s'étend dans les villages du Nord de la Seine, n'a jamais observé non plus des cas de contagion du tétanos, de cheval à cheval.

Cette rareté du tétanos, que M. Leblanc invoque à l'appui de la thèse qu'il défend, trouve son explication dans ce fait que le bacille de Nicolaïer est anaérobie, et comme tel il lui faut pour se développer des conditions spéciales qui peuvent faire complètement défaut dans un grand nombre de plaies.

Il résulte, par conséquent, de ce que nous venons de dire qu'il n'existe, dans la longue argumentation de M. Leblanc, aucune preuve sérieuse contre la réalité de la contagion inter-équine.

III. — Transmission de l'animal a l'homme. — Le cheval, comme nous l'avons déjà établi, n'est pas le seul animal qui soit atteint par le tétanos ; on observe fréquemment cette maladie, non seulement chez les autres solipèdes mais encore chez les bovidés, les ovidés, les capridés, etc. Le chien, le singe peuvent être également tétaniques. Les perroquets et certains oiseaux de mer seraient aussi susceptibles de contracter cette affection. En somme le tétanos est, de toutes les maladies infectieuses connues, celle qui attaque le plus grand nombre d'espèces animales et surtout le plus d'animaux domestiques. On comprend dès lors l'intérêt qui s'attache à l'étude de cette question de la transmissibilité du tétanos de l'animal à l'homme.

a) Faits qui démontrent l'origine animale du tétanos humain. Bétoli rapporte l'observation suivante, à laquelle nous avons déjà fait allusion plus haut : « Un propriétaire brésilien ayant fait châtrer un taureau, cet animal mourut tétanique. Le propriétaire ordonna que le taureau fut enterré, mais ses esclaves en mangèrent les chairs secrètement : trois d'entre eux succombèrent au tétanos. « Cette observation est en harmonie avec les notions qui ont cours parmi les pasteurs de la province de Rio-

Grande, des « gauchos » de la Confédération argentine et de l'Uruguay : quand un bœuf meurt du «spasmo » (c'est le nom donné par eux au tétanos), ils l'abandonnent dans la prairie et n'y touchent plus.

Larger (1) a rapporté, à la Société de chirurgie, l'observation suivante : le 22 février 1885, il est appelé en consultation par le Dᴿ Labarrière, de Poissy, auprès d'une dame habitant Achères qui était atteinte de tétanos depuis sept jours. En prenant des renseignements Larger apprend que cette dame avait fait, au mois d'octobre 1884, une chute violente ayant occasionné une plaie superficielle du coude qui avait porté à nu sur le sol. Malgré le temps écoulé depuis cet accident, Larger n'hésite pas à voir dans la blessure en question la porte d'entrée des germes tétaniques. D'autre part cette chute avait eu lieu dans une cour reliant des écuries à la maison d'habitation et dans ces écuries il s'était produit deux cas de tétanos : un cas en 1871 et un second cas en 1881. Ajoutons qu'à Achères on n'avait jamais constaté auparavant aucun cas de tétanos humain. Larger n'hésite pas à voir là un cas de tétanos équino-humain.

Ozenne (2) rapporte la communication suivante qui lui a été faite par M. Villon, interne à l'hôpital de Saint-Germain-en-Laye. « Depuis deux ans, c'est-à-dire depuis 1884, dit M. Villon, on a apporté à l'hôpital plusieurs cas de tétanos provoqués par des blessures légères : tous ces tétaniques venaient de la même contrée : Houilles, Bezous, Croissy, où les vétérinaires constatent souvent le tétanos chez des chevaux. « Dans un cas consigné sur les registres de l'hôpital, il s'agit d'un jeune homme de 25 ans, garçon maraîcher, qui occupait un appartement attenant à une écurie dans laquelle était mort, peu de temps avant, un cheval tétanique ».

Wing (3), chirurgien vétérinaire, soigne un cheval atteint de tétanos : il se blesse à la main, en faisant l'autopsie de cet animal, et contracte le tétanos auquel il succombe.

Ricochon (4), de Champdeniers, raconte qu'il a observé un gar-

<hr>

(1) Larger, *Bull. Soc. de biologie*, 1885, p. 706. — (2) Ozenne, *loc. cit.* — (3) Wing, *New-York Med. record*, 1887, 15 janv. — (4) Ricochon, *Gaz. hebd. de méd. et de chir.*, 1886.

çon de ferme, qui avait contracté le tétanos à la suite d'une blessure légère : trois mois auparavant un cheval tétanique était mort dans cette ferme. Denance (1), de Varennes, a vu une femme atteinte de tétanos, dans une ferme où trois mois auparavant un poulain avait succombé à cette affection. Pantherat (2) communique à Verneuil le cas d'un cocher qui devint tétanique à la suite d'une amputation de cuisse, trois mois après avoir perdu son cheval du tétanos. Chailloux (3), vétérinaire très connu dans la banlieue de Paris, a vu le propriétaire d'un cheval, atteint de tétanos, mourir tétanique. Soulez (4) (de Romorantin) rapporte un cas de tétanos survenu chez un tisseur employé dans une fabrique où six mois avant un poulain était mort de cette maladie.

Chabrun (5) de Mayenne) voit un fermier mourir du tétanos, en 1884, à la suite d'une plaie contuse du cuir chevelu : en 1883, dans la même ferme, une vache était morte du tétanos ; en 1881 la même maladie avait emporté pulsieurs porcs et un taureau.

Verneuil (6) donne l'observation d'un enfant qui mourut tétanique dans une ferme où quinze mois avant un cheval avait succombé au tétanos.

Combet (7) a communiqué à Verneuil les deux observations suivantes : 1° Un garçon d'écurie fut gravement blessé, à Longjumeau : transporté à l'hôpital de Corbeil il devient tétanique et meurt. Ce garçon habitait dans une écurie et y avait passé la nuit que suivit l'accident. Or, dans cette écurie, vingt-cinq ans auparavant, deux chevaux étaient morts du tétanos à deux ou trois ans d'intervalle. — 2° Un domestique demeurant à Ballinvillers, près de Longjumeau, contracte le tétanos à la suite d'une blessure du pied. Cet homme couchait habituellement dans une pièce qui était en communication directe avec une écurie : sept ans avant l'accident un cheval tétanique était mort dans une écurie située à 500 mètres de cet endroit.

Pintaud (8) soigne une femme pour une blessure du bras faite avec le crochet d'une batteuse. Cette femme, qui habitait

(1) DENANCE, in VERNEUIL, *Revue de chirurgie*, 1887-88. — (2) PANTHERAT, in VERNEUIL, *loc. cit.*, obs. XCIX. — (3) CHAILLOUX, in VERNEUIL, *loc. cit.*, obs. CLXXVIII. — (4) SOULEZ, in VERNEUIL, *loc. cit.*, obs. CXX. — (5) CHABRUN, in VERNEUIL, *loc. cit.*, obs. CLXXIX. — (6) VERNEUIL, *loc. cit.*, obs. CLXXIV. — (7) COMBET, in VERNEUIL, *loc. cit.*, obs. CLXXX. — (8) PINTAUD, in VERNEUIL, *loc. cit.*, obs. CLXXXI.

une ferme dans laquelle un cheval était mort du tétanos huit jours avant, devient tétanique et meurt.

Michaux (1) (d'Aubervillers) donne ses soins à un fermier qui s'était fait une blessure au pied et qui avait contracté le tétanos après être allé voir plusieurs fois un de ses chevaux atteint de cette maladie.

Santallier (2), médecin à Saint-Denis (Réunion), fournit à Verneuil les deux observations suivantes : 1° Un mulet se blesse à l'épaule et presqu'en même temps un indien qui le soignait se fait une blessure à la main, ce qui ne l'empêche pas de continuer son service. La semaine après le mulet meurt du tétanos et dix jours après l'indien succombe, à son tour, à cette affection. — 2° Un mulet est blessé, dans un établissement de vidange, pendant un incendie. Cet animal devient tétanique et meurt. Quelques jours plus tard le palefrenier, qui soignait ce mulet et qui s'était légèrement brûlé au moment de l'incendie, succombe à son tour au tétanos.

Boyer (3) (de Pointe-à-Pitre) communiqua à Fontan le fait suivant : une fillette de dix ans contracte le tétanos en se blessant dans une écurie où il y avait eu peu de temps avant des chevaux atteints de cette maladie.

Wahl (4), vétérinaire, raconte qu'à Saïgon, il eut à observer un cas de tétanos chez un annamite qui, huit mois avant, avait eu à soigner un cheval tétanique. Cet homme avait une plaie au pied au moment où il contracta le tétanos.

Fontan (5) rapporte deux autres cas analogues : dans le premier il s'agit d'un indien qui soignait un cheval tétanique et qui s'était fait une légère blessure à la gencive à la suite de laquelle il contracta le tétanos ; le second cas se rapporte à un autre indien, employé dans le même établissement que le précédent, qui contracta le tétanos à la suite d'un coup de pied que lui donna un mulet tétanique.

Labonne (6), recherchant la cause de cette endémie tétanique

(1) Michaux, in Verneuil, *loc. cit.* — (2) Santallier, in Verneuil, *Gaz. hebd. de méd. et de chir.*, 1889, p. 109. — (3) Boyer, in Fontan, *Gaz. hebd. de méd. et de chir.*, 1889, n° 26. — (4) Wahl, in Fontan, *loc. cit.* — (5) Fontan, *loc. cit.* — (6) Labonne, *loc. cit.*

qui fait de si grands ravages à Westmaneyar, à St-Kilda et en Islande, dit ce qui suit : « On a incriminé le pansement défectueux du cordon ombilical, après la naissance, mais les pansements antiseptiques s'emploient aujourd'hui jusqu'en Islande, sans que pour cela la mortalité, parmi les nouveau-nés, ait diminué. On a accusé aussi les maisons qui jadis n'avaient aucune ouverture convenable et où les enfants respiraient un air vicié. Mais un propriétaire charitable a fait à St-Kilda des « cottages » très confortables, dans lesquels on constate cependant de nombreux cas de tétanos. Schleisner affirme que l'usage du guano d'oiseau comme nourriture et comme éclairage a une certaine influence sur le développement du tétanos. J'ose me rapprocher un peu de son opinion et je ne suis pas éloigné de croire que les oiseaux peuvent communiquer à l'enfant, terrain sans résistance, une bactérie spéciale liée à l'apparition du trismus. En tout cas, ajoute M. Labonne, deux faits corroborent l'idée que je soumets pour ce qu'elle peut valoir : Mme l'Amirale Otter, attribuant l'apparition du tétanos chez les nouveau-nés à l'acreté que communiquerait au lait des nourrices l'usage exclusif, comme nourriture, de la chair et de l'huile de petrel, isola deux femmes enceintes dans un appartement confortable et les nourrit avec du chocolat, du thé et des conserves diverses : les femmes eurent deux superbes enfants qui furent respectés par le terrible fléau ».

Dans ses pérégrinations à travers l'Islande, Labonne se livra à une enquête qui lui permit de constater que le centre de l'île, plateau d'où tous les oiseaux de mer sont exclus comme nourriture et comme combustible, n'est jamais visité par le tétanos.

Malgré le caractère tout à fait bizarre que revêtirait ici la transmission du tétanos à l'homme, nous avons tenu à citer les observations de Labonne en raison de leur curiosité.

Chicoli Nicola (1) (de Palerme) cite trois observations qui se rattachent à cette contagion médiate du cheval tétanique à l'homme.

1° Il s'agit d'un capitaine d'artillerie qui se fit une fracture comminutive du tibia en tombant de cheval devant une écurie

<hr>

(1) Chicoli Nicola, *Étude expérimentale sur le tétanos*, 1889, Palerme.

où était mort quelques jours avant un cheval tétanique. Le cinquième jour après l'accident ce blessé contracte le tétanos.

2° Un soldat du train succombe au tétanos après s'être blessé dans une écurie du Palais royal, à Palerme, dans laquelle un mois avant deux chevaux et un mulet étaient morts tétaniques. Le fait eut lieu en 1859.

3° En 1860, pendant la révolution, un soldat d'infanterie est blessé à la jambe, par un boulet de canon. Cet homme est transporté dans les écuries du Palais royal où nous avons vu que trois animaux étaient morts du tétanos en 1859, et ne tarde pas à contracter le tétanos auquel il succombe.

Moutet (1), chirurgien de l'hôpital civil de Mustapha (Algérie), est appelé auprès d'un enfant qui se plaignait de la gorge et constate que cet enfant est atteint de tétanos. Il apprend en même temps que, huit jours auparavant, l'enfant s'était blessé à la jambe, en courant pieds nus dans la cour de la maison, dont une partie servait d'écurie. La veille du jour où l'accident se produisit, un cheval tétanique était mort dans cette cour.

En résumé l'ensemble des faits que nous venons de citer prouve surabondamment que l'animal tétanique peut très facilement communiquer sa maladie à l'homme blessé. Cet animal tétanique est presque toujours un cheval. C'est ce qui a amené Verneuil à défendre l'origine exclusivement équine du tétanos. Nous verrons plus tard ce que l'on doit penser de cette hypothèse. Pour le moment nous nous contenterons de conclure, des faits d'observation que nous venons d'énumérer, à la possibilité de la transmission du tétanos de l'animal à l'homme.

b) Étude de la contagion équino-humaine. En faisant l'étude de la contagion équino-humaine nous aurons à envisager le mode et le moment de cette contagion.

I° Mode de cette contagion : La contagion équino-humaine peut être directe ou indirecte.

Comme preuves de la contagion directe, nous citerons les cas de Betoli, Labonne, Wing et Santallier. Mais dans la plupart des observations, la contagion est indirecte, l'intermédiaire étant

____

(1) Moutet, *Bull. méd. de l'Algérie*, 1er fév. 1890, p. 163.

représenté par un objet matériel quelconque souillé par l'animal tétanique.

Remarquons, à ce sujet, que certaines parties du sol qui ne possèdent pas de propriétés tétanigènes peuvent l'acquérir par le fait de l'enfouissement d'un cheval tétanique qui crée, à un endroit limité, un « champ maudit » propice à l'infection tétanique. Une observation de MM. Verhoogen et Baërt (1) met ce fait en lumière. Ces auteurs apprenant qu'un cheval mort du tétanos avait été enterré, au mois de mai 1888, à Laurette Saint-Denis (province de Namur), le firent déterrer huit mois après ; ils recueillirent un peu de terre à deux mètres de profondeur et l'inoculèrent à des animaux qui moururent tétaniques. Par contre la terre prise à une petite distance de l'endroit où avait été enfoui le cheval se montra dépourvue de toute virulence. Il s'en suit que la terre entourant le cadavre du cheval tétanique ne devait ses propriétés tétanigènes qu'aux germes qu'elle avait reçus du cheval.

II° **Moment de cette contagion.** La contagion équino-humaine peut se produire aussi bien pendant le cours qu'après la terminaison de l'affection tétanique de l'animal.

Nous voyons l'homme blessé être contagionné pendant l'évolution du tétanos équin, dans les observations de Santallier, Michaux et Fontan. Mais, dans la grande majorité des cas, c'est plus ou moins longtemps après la terminaison d'un tétanos animal que l'homme blessé devient tétanique. Le temps qui s'écoule entre la mort de l'animal tétanique et le moment auquel le tétanos éclate chez l'homme est très variable. Pour Puitaud cette période est de 8 jours, pour Larger, de 4 mois, pour Ricochon et Denance, de 3 mois, pour Soulez, de 6 mois, pour Chabrun, de 1 an, pour Verneuil, de 15 mois, pour Combet, de 7 ans. On voit par conséquent que dans ce cas les germes tétaniques conservent encore longtemps leurs propriétés malfaisantes.

c) Durée de l'incubation. La durée de l'incubation dans le tétanos équino-humain paraît être analogue à celle que nous avons fixée à propos du tétanos inter-humain, soit sept jours. (Observation de Combet).

(1) Verhoogen et Baërt. *loc. cit.*

d) Critique de la contagion équino-humaine. Diverses critiques ont été dirigées contre la réalité de la contagion équino-humaine. Les observations citées plus haut n'ont pas paru très démonstratives à tous les auteurs. Leblanc (1), au cours de la discussion sur le tétanos à l'Académie de médecine, fait remarquer que le rapport que l'on a cherché à établir, dans quelques-unes de ces observations, entre un cas de tétanos équin et un cas de tétanos humain, est un peu forcé. Certainement la remarque de M. Leblanc peut très bien s'appliquer à quelques-unes des observations citées par Verneuil, dans son *Mémoire de la Revue de chirurgie*, mais à côté de ces observations il y en a d'autres qui démontrent amplement que la contagion équino-humaine doit être admise sans réserve.

Larger (2), bien qu'admettant cette contagion, met en doute l'exactitude de l'observation de Betoli que nous avons exposée plus haut. Il a consulté, à ce sujet, le docteur Wildi, ministre de la République Argentine et le docteur Saboia, doyen de la Faculté de médecine de Rio-Janeiro : M. Wildi lui a déclaré que, de l'avis de ses confrères de Buenos-Ayres et de la province, il ne s'est jamais produit de fait analogue à celui qu'a relaté Betoli ; de Saboia ne les connaît pas davantage et ajoute que le « spasmo » dont parle Betoli n'a rien de commun avec le tétanos : la maladie ainsi appelée serait due à un étranglement interne. « L'histoire de Betoli ne serait donc, dit Larger, *qu'un canard transatlantique* ». Colin (3) dans sa thèse pense que l'on ne doit pas condamner si légèrement l'observation de Betoli et fait, à ce sujet, les remarques suivantes : « Si le *spasmo* n'est qu'un étranglement interne, comme le veut de Saboia, comment comprendre que des hommes ayant mangé la chair d'un animal mort d'étranglement interne aient pu contracter cette affection ? L'étranglement interne n'est pas contagieux » !!

On pourrait à la rigueur admettre que ces hommes ont été empoisonnés par des ptomaïnes produites par la décomposition cadavérique, ces ptomaïnes pouvant, comme on le sait, déterminer de la tétanisation. Mais cela nous paraît inutile puisque

(1) LEBLANC, *Bull. Acad. de méd.*, 1889, p. 610. — (2) LARGER, *Bull. Soc. de chirurgie*, 19 oct. 1886. — (3) COLIN, *loc. cit.*

le « spasmo » tel que le comprend Betoli existerait en réalité de l'avis de bien des médecins qui exercent dans le pays en question. Collin cite à ce sujet le docteur Simon qui exerce depuis quatorze ans, à Buenos-Ayres.

D'ailleurs, quelque opinion que l'on ait sur l'observation de Betoli, cela n'a aucune importance : il s'agit en l'espèce d'un fait isolé de contagion directe et nous avons un nombre suffisant d'observations très démonstratives pour pouvoir faire complètement abandon de ce fait controversé : cet abandon nous le faisons d'autant plus volontiers que les recherches expérimentales ne sont pas favorables à l'opinion émise par Betoli : Sormani (1) a démontré, en effet, comme nous le verrons plus loin, que le virus tétanique est tout à fait inoffensif quand il pénètre dans l'organisme par la voie digestive.

Trasbot (2) ne nie pas la contagion équino-humaine du tétanos, mais il en voudrait une démonstration plus ample : « Depuis » que je suis à l'École d'Alfort, dit-il, c'est-à-dire depuis » vingt ans, parmi environ cent cinquante élèves qui soignent » constamment les animaux malades, jamais un cas de tétanos » n'a été observé. On ne peut arguer ici que le fait ait passé » inaperçu ».

Leblanc (3), dans cette même discussion sur le tétanos à l'Académie de médecine, se déclare de nouveau adversaire de la contagion équino-humaine. « Depuis quarante ans que j'exerce, » dit-il, je ne connais pas, parmi mes trois mille confrères » existant en France, un seul cas de tétanos ayant été observé » sur l'un d'eux, sauf celui de l'Américain : (il s'agit ici de l'observation de Wing), je crois qu'il en est de même dans le » monde entier. Me bornant à la France, je calcule que chacun » des trois mille vétérinaires a vu au moins dix cas de tétanos » pendant sa carrière, soit au minimum trente mille cas de tétanos en quarante ans et je suis au-dessous de la vérité. Comparez cette absence de cas de tétanos avec les nombreuses » observations de pustule maligne ou de morve publiées ou

(1) Sormani, *Riforma medica*, avril 1889 et *Centralb. fur Bakt* etc., n° 5, juillet 1889, p. 139. — (2) Trasbot, *Bull. Acad. méd.*, 1889, p. 617. — (3) Leblanc, *eod. loc.*, p. 610.

» connues de nous durant cette période et vous pourrez juger
» de la contagion du tétanos du cheval à l'homme. Je me vois
» donc forcé d'insister sur le manque absolu de faits établissant
» la contagion sur les palefreniers, cochers, charretiers, cava-
» liers etc., ayant soigné des chevaux tétaniques. Sont-ce les
» quelques observations collationnées à grand peine dans les
» quatre parties du monde qui pourront être mises en parallèle
» avec cette statistique foudroyante ? Je ne le crois pas ». Verneuil répondant à M. Leblanc, dans une séance ultérieure (1), fait
remarquer avec raison que certaines observations démontrent la
contagion équino-humaine d'une manière irrécusable : « La
» rareté des faits, ajoute Verneuil, est un argument sans
» valeur » : (nous avons vu comment le caractère anaérobie du
bacille de Nicolaïer pouvait expliquer cette rareté) « il ne s'a-
» git pas d'une question de quantité mais de réalité. Et d'ailleurs,
» poursuit il, depuis combien de temps connait-on la trans-
» mission par inoculation de la tuberculose de l'homme à
» l'homme et combien d'observations peut-on citer ? et pourtant
» qui songerait une minute à la contester ? » Nous sommes pleinement de l'avis de Verneuil : M. Leblanc invoque à l'appui de
sa thèse l'opinion *probable* (car nous ne pensons pas qu'il les ait
consultés tous) des vétérinaires du monde entier sauf un et,
admettant gratuitement qu'ils sont tous de son avis, il conclut à
la non existence de la contagion équino-humaine. C'est là un
genre de preuve qui a pu jouir d'une certaine vogue à un moment donné, mais qui n'a plus aucune valeur depuis longtemps
même en philosophie ; car on sait depuis Galilée combien le
« consentement des peuples » est sujet à caution !

IV. TRANSMISSION DE L'HOMME A L'ANIMAL. — Les observations
qui plaident en faveur de ce genre de contagion du tétanos sont
de deux ordres : dans les unes il s'agit d'un homme tétanique
qui transmet sa maladie à un cheval ; dans les autres, que Verneuil désigne sous le nom de « cas d'alternance », nous voyons
se succéder en alternant des cas de tétanos humain et équin, avec
toute apparence d'infection successive.

(1) Verneuil, *Bull. Acad. méd.*, p. 671.

1° *Cas simples* : Cérémoine (1) (de Noisy-le-Sec) raconte qu'un homme succomba au tétanos, à la suite d'une coupure du doigt faite avec un fragment d'assiette. Cet homme possédait un cheval qui mourut tétanique environ un an après son propriétaire. L'écurie dans laquelle mourut ce cheval se trouvait dans la cour de la maison. Denance (2) (de Varennes) observe un jeune garçon, cocher, atteint de tétanos, dans une maison où il y avait plusieurs chevaux : peu de temps après un de ces chevaux se blesse et meurt tétanique.

2° *Cas d'alternance* : Plain (3) (de Sens) a observé la petite épidémie suivante : Une femme accouche d'un enfant qui meurt du tétanos au moment de la chute du cordon. Peu de temps après cette femme prend un nourrisson qui succombe, dans les mêmes conditions, au trismus. Quinze jours plus tard le cheval de la maison contracte un tétanos d'apparence spontané qui évolue très lentement et se termine par la guérison. Le cheval était à peine guéri lorsque la femme est prise à son tour de la même forme de tétanos chronique. Enfin, dans les environs de cette maison un autre cheval est aussi atteint peu de temps après, de tétanos chronique. Il est logique d'admettre que ces divers sujets se sont infectés successivement. Doumayron (4), vétérinaire à Arpajon, constate un premier cas de tétanos équin, en 1882, dans un local situé à 150 mètres de la maison Vallet. En 1884, le propriétaire de cette maison se blesse et meurt du tétanos. En 1886 une génisse succombe à cette même affection dans une étable donnant sur la cour de la maison Vallet.

Biot (5), vétérinaire à Pont-sur-Yonne, note aux mois d'août et de mai de la même année trois cas de tétanos chez des cultivateurs des environs de Montereau. Ces trois cas sont suivis de quinze cas de tétanos équin.

Ricochon (6) (de Champdeniers) a exposé, dans tous ses détails, l'épidémie de Saint-Georges de Noisné (canton de Mazières). En l'espace de vingt ans une série de six cas de tétanos chez l'homme et dix cas chez des animaux, fut observée dans un

(1) Cérémoine, in Verneuil, *Gaz. hebd. de méd. et de chir.*, 1886. — (2) Denance, *eod. loc.* — (3) Plain, in Verneuil., *Rev. de chirurgie*, 1887-88. — (4) Doumayron, *eod. loc.* — (5) Biot, *eod. loc.* — (6) Ricochon, *Gaz. hebd. de méd. et de chir.*, 1888.

groupe de villages de cette commune. Cette observation a été exposée dans un chapitre précédent.

Critique de la contagion humano-équine. La contagion humano-équine a été attaquée en 1889, à l'Académie de médecine, par Leblanc (1), qui reproche aux observations précédentes de manquer de précision. Verneuil (2) répond, dans une séance ultérieure, à M. Leblanc que les observations des cas d'alternance qu'il a rapportées échappent à de pareilles critiques.

Quant à nous, nous ne voyons pas pourquoi on n'admettrait pas la contagion humano-équine. Nous croyons à sa réalité, mais il n'en est pas moins vrai que dans toutes les observations qui nous sont connues, on peut tout aussi bien soutenir que l'infection a résulté des germes disséminés dans le sol des étables ou des habitations. L'homme ou le cheval auraient pu être directement infectés par ces germes sans qu'il y ait besoin d'admettre la contagion humano-équine. Des observations plus démonstratives seraient donc nécessaires.

CONCLUSIONS A L'ÉTUDE DES PREUVES CLINIQUES DE LA THÉORIE INFECTIEUSE DU TÉTANOS.

On peut tirer, de l'étude que nous venons de faire des preuves cliniques de la théorie infectieuse du tétanos, les conclusions suivantes :

Le tétanos est une maladie infectieuse offrant le triple caractère endémique, épidémique et contagieux.

La contagion tétanique offre quatre variétés : la contagion inter-humaine, la contagion inter-équine, la contagion équino-humaine et la contagion humano-équine.

IIᵉ Partie. — Preuves expérimentales.

Lorsque, après être restée confinée pendant des siècles dans le domaine de la clinique, la question de la pathogénie du tétanos passa dans celui de l'expérimentation, elle y fut accueillie avec

(1) LEBLANC, *Bull. Acad. méd.*, 1889, p. 611. — (2) VERNEUIL, *ead. loc.*, p. 674.

le plus vif enthousiasme. Les recherches se multiplièrent et, encouragés par le merveilleux outillage dont disposait déjà à cette époque la bactériologie, de nombreux auteurs s'attachèrent à élucider l'étiologie de cette affection qui avait exercé, presque inutilement pendant plus de deux mille ans, la sagacité des savants. Grâce à ces recherches la lumière est en grande partie faite aujourd'hui sur cette question, mais elle émane de tant de sources différentes que seule une étude méthodique des nombreux travaux qui ont contribué à la faire jaillir peut nous la faire apprécier. Afin de rendre notre travail aussi complet que possible nous suivrons, en faisant l'étude des preuves fournies par l'expérimentation à l'appui de la théorie sur l'origine infectieuse du tétanos, le plan indiqué dans le tableau synoptique suivant :

I. Preuves physiologiques.

§1. Du Virus.

1° Sources auxquelles on a puisé le virus tétanique.
    A. Homme ou animal tétanique.
        1° Tissus pris dans la plaie.
        2° Tissus pris en dehors de la plaie.
    B. Terres, poussières, toiles d'araignés.
    C. Foins.
    D. Objets matériels imprégnés de virus.
    E. Excrétions.
    F. Cultures plus ou moins pures.
    G. Toxines.
2° De la bacillémie.
    A. Animaux inoculés.
    B. Lieux d'inoculation.
    C. Symptomatologie.

§2. Du Terrain.

II. Preuves bactériologiques.

      Critique du tétanos expérimental.
    A. Morphologie et cultures du bacille.
    B. Exaltation et atténuation du virus.
    C. Toxines.
    D. Résistance des germes tétaniques.

I. — Preuves physiologiques (inoculations).

Les preuves physiologiques de la nature infectieuse du tétanos sont basées sur les résultats fournis par les expériences instituées dans le but de démontrer la possibilité de communiquer le tétanos aux animaux au moyen d'inoculations faites avec des substances tétanigènes diverses.

§ 1. **Du virus.** — I° SOURCES AUXQUELLES ON L'A PUISÉ. — *a) Homme ou animal tétanique.* — 1° Tissus pris *dans* la plaie ; A l'époque à laquelle furent faites les premières tentatives sérieuses de transmission du tétanos aux animaux la science s'était déjà enrichie des travaux de Pasteur sur la maladie des vers à soie et de ceux de Davaine sur la maladie charbonneuse, travaux qui éclairaient d'un jour nouveau l'étiologie des affections contagieuses. Le premier de ces savants était en effet parvenu à déterminer la « flacherie » en inoculant des vers à soie avec du contenu intestinal des « morts flats » ou en les nourrissant avec des aliments préalablement contaminés avec des matières prises dans les intestins de vers ayant succombé à cette affection ; le second avait également réussi à reproduire expérimentalement la maladie charbonneuse en faisant des inoculations avec le sang d'animaux atteints de cette maladie. Ces données, jointes à l'ignorance dans laquelle on se trouvait, à ce moment-là, sur la nature de l'agent tétanigène, devaient fatalement amener les expérimentateurs à procéder par analogie et à rechercher exclusivement dans les tissus et surtout dans le sang des sujets tétaniques la cause du tétanos.

C'est dans ce sens que furent faites par MM. Billroth et d'Antona (1) et peu de temps après, en 1869, par MM. Arloing et Tripier (2) les premières tentatives de transmission du tétanos aux animaux. Les expériences de Billroth et d'Antona furent faites avec du sang ; celles d'Arloing et Tripier avec du sang et du pus pris chez des sujets tétaniques. Les résultats furent toujours négatifs.

(1) BILLROTH et D'ANTONA, cités par VERHOOGEN et BURT, *loc. cit.* — (2) ARLOING et TRIPIER, *loc. cit.*

Ces expériences furent reprises avec succès, en 1884, par Carle et Rattone (1). Ces auteurs ayant inoculé douze lapins, dans la gaîne du sciatique, avec le contenu d'un bouton d'acné, point de départ d'un tétanos mortel, parvinrent à rendre tétaniques onze de ces animaux. Ces résultats établissaient d'une manière certaine les propriétés tétanigènes des tissus pris chez les sujets tétaniques, au niveau de la plaie. Dans le courant de la même année Nicolaïer (2), ayant inoculé 88 lapins et souris avec du pus provenant de la plaie d'animaux morts du tétanos, réussit à provoquer cette affection chez 66 de ces animaux.

Ces expériences furent confirmées, en 1886 par Rosenbach (3). Ce savant, ayant eu l'occasion d'observer un homme atteint de gangrène des deux pieds qui était mort tétanique, inocula un certain nombre d'animaux avec des fragments de tissus pris sur les jambes de cet individu. Les lapins ainsi inoculés ne tardèrent pas à contracter le tétanos : en transportant sur d'autres lapins du pus trouvé dans la poche d'inoculation des premiers il obtint encore des résultats positifs.

Rosenbach constata que les symptômes présentés par ces animaux étaient en tout semblables à ceux observés chez son malade. Il en conclut que le tétanos humain et le tétanos expérimental étaient des maladies identiques tant au point de vue de leur origine que de leur évolution clinique.

Vaslin (4) (d'Angers) obtint, presque en même temps, des résultats négatifs en inoculant un chien avec du pus pris autour de la plaie d'amputation d'un jeune garçon devenu tétanique à la suite d'une fracture de la cuisse, ayant nécessité la désarticulation du genou : le tétanos éclata le onzième jour après l'opération et fut suivi de guérison.

Des résultats tout aussi peu satisfaisants furent obtenus peu de temps après par M. Kirmisson (5), en inoculant des lapins et des cobayes avec des fragments de tissus pris dans la plaie d'un homme devenu tétanique à la suite d'une plaie de la tête, produite par un coup de pied de cheval.

---

(1) Carle et Rattone, *loc. cit.* — (2) Nicolaïer, *loc. cit.* — (3) Rosenbach, *loc. cit.* — (4) Vaslin, *loc. cit.* — (5) Kirmisson, *Bull. Soc. chir.*, t. XII, p. 859, 1886, et *Revue de chirurgie*, t. VII, p. 960, 1887.

En 1887, Bonome (1) ayant été appelé à observer plusieurs personnes qui avaient été blessées, lors du tremblement de terre de Bajardo, et qui avaient contracté le tétanos à la suite de ces blessures, institua une série d'expériences avec des détritus putrilagineux de la plaie de ces blessés. Les animaux inoculés avec ces substances contractèrent rapidement le tétanos.

Dans le courant de la même année Giordano (2) réussit également à rendre tétaniques des lapins et des cobayes et un porcelet en les inoculant avec du pus extrait d'une gaine vaeculaire de la plaie d'un homme qui avait succombé au tétano

Ces recherches furent suivies de près par celles de Peiper (3). Cet auteur inocula un certain nombre de souris et de cobayes avec des parcelles de peau prises au niveau de l'ombilic d'un enfant mort tétanique quelques jours après la chute du cordon. Tous ces animaux moururent tétaniques.

Au mois de mai 1888, M. Ballance (4) annonça à la Société de médecine de Londres que M. Clutton était parvenu à communiquer le tétanos à deux lapins en frictionnant, avec des tissus pris sur la plaie de la jambe d'un garçon mort tétanique, les pattes de ces animaux sur lesquels on avait préalablement pratiqué de légères égratignures. A la clinique vétérinaire du D' Friedberg (5), à Munich, un cheval mourut du tétanos. On lui découvrit un abcès dont le pus servit à inoculer des souris qui devinrent tétaniques.

En inoculant des cobayes et des souris avec du pus et des tissus pris dans la plaie ombilicale d'un enfant qui avait succombé au trismus, Kiskensky (6) obtint à son tour des résultats positifs. Cet auteur pense que l'envahissement de l'organisme par des streptocoques dans les cas de septicémie des nouveau-nés joue un rôle considérable dans le développement du trismus.

Petroff (7), en 1889, entreprit une série d'expériences qui donnèrent des résultats très curieux. Le point de départ des recher-

(1) Bonome, *Fortschritte der med.*, 1887, n° 21, p. 690. — (2) Giordano, *Giornale della R. Acad. di Med. di Torino*, 1887, n°ˢ 3 et 4, et in Nocard, *Rec. de méd. vét.*, t. IV, 1887, p. 619. — (3) Peiper, *Centralb. f. Bakt. Klin. med.*, 1887, p. 777. — (4) Clutton, Soc. de méd. de Londres, 29 oct. 1888, *Sem. méd.*, 1888, n° 44, p. 418. — (5) Friedberg, *Zeitschr. f. Thier med.*, 1889, p. 53. — (6) Kiskensky, *Centralb. f. Bakt.* etc., 1890, n° 18, p. 572. — (7) Petroff, *eod. loc.*, 1890, n° 11, p. 345.

ches de cet auteur fut un homme atteint d'un fibro-sarcome de la région inguinale qui s'était ulcéré à la suite des manœuvres d'un empirique. Des fragments de peau pris autour de cette plaie, qui s'était compliquée de tétanos, furent inoculés à divers animaux chez lesquels on n'observa aucun symptôme tétanique. La tumeur enlevée après la mort de cet homme fut conservée dans un endroit frais et servit à faire plus tard de nouvelles inoculations qui furent couronnées de succès.

La puissance tétanigène des tissus pris chez le tétanique au niveau de la plaie a été également établie par les travaux de Nocard, Beumer (1887), Rietsch, Belfanti et Pescarollo, Bossano (1888), Dall'Aqua et Parietti, Trasbot et Leclainche, Seydel, Chantemesse et Widal, Kitasato (1889), Kitt, Reynier et Sanchez, Renvers, Verhoogen et Baërt, Sanchez Toledo, etc. (1890). Les travaux de ces auteurs devant trouver leur place dans une autre partie de ce travail, nous ne donnerons ici aucun détail au sujet de leurs expériences.

Mais nous devons attirer ici l'attention sur un point important de la question des inoculations par le pus ou autres substances pris au niveau de la plaie des tétaniques. Il s'agit d'une remarque faite par Verhoogen et Baërt (1). Un tétanique étant mort dans le service de Thiriar, à l'hôpital Saint-Jacques, de Bruxelles, ces auteurs prennent du pus dans la plaie de cet homme, trois jours après la mort, et l'inoculent à des lapins qui n'en éprouvent aucun malaise. Or d'autres observateurs ont eu, comme nous venons de le voir, des insuccès analogues en inoculant des tissus pris *plusieurs jours après la mort*, chez des sujets tétaniques, au niveau de la plaie. Quelle explication peut-on fournir à ces faits? Voici celle que donnent MM. Verhoogen et Baërt, elle est basée sur le caractère anaérobie du bacille de Nicolaïer:

« Un lapin étant mort du tétanos, recueillons du pus de la plaie d'inoculation et de ce pus faisons deux parts: l'une mise dans un verre de montre est abandonnée à l'air libre; l'autre renfermée dans un tube de verre scellé à la lampe. Au bout de cinq jours la première partie ne contient plus de bacilles téta-

____

(1) VERHOOGEN et BAËRT, *loc. cit.*

niques et reste inactive quand on l'inocule aux animaux ; l'autre, toujours riche en bacilles, est très virulente pour les animaux ».

Ces auteurs ont également vu que la terre qui est douée dans certains cas, comme nous l'apprendrons plus loin, d'une puissance tétanigène considérable, perd toute sa virulence lorsqu'elle a été exposée pendant quelque temps à l'action de l'oxygène de l'air.

Ce sont là deux preuves bien démonstratives de l'action destructive exercée par l'oxygène sur le bacille de Nicolaïer.

Or dans le cas du blessé de l'hôpital Saint-Jacques, Verhoogen et Baërt n'avaient recueilli le pus que trois jours après la mort ; pendant ce temps le pus était resté en contact avec l'oxygène de l'air qui avait dû accomplir la destruction des germes tétaniques qu'il renfermait.

2° Tissus pris *en dehors* de la plaie : Après les résultats infructueux obtenus par Billroth et d'Antonia et par MM. Arloing et Tripier au cours des expériences auxquelles nous avons fait allusion plus haut, plusieurs années s'écoulèrent pendant lesquelles aucune nouvelle tentative ne fut faite pour démontrer l'inoculabilité du tétanos. Ce n'est qu'en 1882 que Nocard (1) pensant que l'on pourrait trouver, dans le système nerveux, les germes du tétanos, chercha à déterminer expérimentalement cette affection en faisant des inoculations avec du liquide céphalo-rachidien ainsi qu'avec une émulsion du bulbe provenant de sujets atteints de tétanos ou morts tétaniques. Ces inoculations ne donnèrent aucun résultat positif.

Nicolaïer (2) obtint peu de temps après des résultats plus satisfaisants : sur trente-deux animaux inoculés avec des tissus tétaniques divers (sang, fragments de muscle, de nerf et de rate), onze contractèrent le tétanos.

Deux ans plus tard Rosenbach (3) fut impuissant à donner le tétanos à un chien en faisant passer, dans une veine de cet animal, soixante centimètres cubes de sang pris chez un homme tétanique : attribuant cet insuccès à ce qu'il avait choisi le chien, animal qui pouvait être réfractaire au tétanos, Rosenbach reprit ses

(1) Nocard, *Arch. vét.*, 1882, p. 1881 ; *Rec. de méd. vét.*, 15 janvier 1886, etc., in Colin, *loc. cit.*, p. 5. — (2) Nicolaïer, *loc. cit.* — (3) Rosenbach, *loc. cit.*

expériences en inoculant des cobayes avec des parcelles de peau prises à une certaine distance de la plaie chez un tétanique. Les résultats furent négatifs.

Des insuccès analogues furent éprouvés par MM. Polaillon (1), Kirmisson (2) et Vaslin (d'Angers) (3). Le premier de ces auteurs institua ses expériences avec des fragments de nerf médian et de bulbe ; le second avec du sang et avec divers tissus (rate, protubérance et moelle) ; le troisième avec du sang, des urines et de la sueur, provenant d'un jeune garçon qui avait contracté le tétanos, comme nous l'avons vu plus haut.

Une nouvelle tentative pour démontrer la puissance tétanigène des tissus pris ailleurs que dans la plaie fut faite, à la même époque, par M. Jeannel (4) de Toulouse, en employant la moelle d'une femme morte tétanique à la suite d'une plaie qui avait été pansée avec de la terre. Un petit fragment de cette moelle fut pilé dans un mortier avec de l'eau, après quoi le mélange fut réduit à feu doux et inoculé à un lapin qui n'en éprouva aucun malaise.

Au mois d'avril 1887 Ferrari (5) communiqua à la Société italienne de chirurgie les résultats qu'il avait obtenus en inoculant un lapin avec du sang, pris immédiatement après la mort chez un autre lapin tétanique. Cet animal contracta le tétanos et succomba le sixième jour après l'inoculation. Ceccherelli annonça à ce même congrès que les inoculations faites avec du sang de tétanique ne lui avaient jamais donné de résultat.

Hochsinger (6), ayant eu à observer un homme devenu tétanique après avoir été blessé par un éboulement de terre, inocula plusieurs lapins avec une quantité assez forte de sang fraîchement tiré des veines de cet homme quelque temps avant sa mort. Ces animaux devinrent tétaniques mais il lui fut impossible de déterminer le tétanos en faisant des inoculations avec du sang pris chez ces animaux après leur mort.

Hochsinger attribue le succès de ses inoculations à ce que le

_____

(1) POLAILLON, *loc. cit.* — (2) KIRMISSON, *loc. cit.* — (3) VASLIN (d'Angers), *loc. cit.* — (4) JEANNEL (de Toulouse), in VERNEUIL, *Gaz. hebd. de méd. et de chir.*, t. XXIII, 1886. — (5) FERRARI (de Parme), *Sem. méd.*, p. 142 et *Revue de chirurgie*, t. VII, 1887, p. 590. — (6) HOCHSINGER, *Centralb. f. Bakt.* etc., 1887, nos 6 et 7.

7

sang dont il se servit fut pris pendant la vie de son malade et inoculé en grande quantité. Il rappelle, à ce sujet, l'opinion de Flugge (1) qui prétend qu'il est indispensable, lorsqu'on veut déterminer expérimentalement le tétanos avec des tissus de tétanique pris en dehors de la plaie, d'employer des quantités assez fortes de ces tissus.

Ces recherches furent suivies de près par celles de Bonome (2) et de di Vesta (3). Le premier de ces auteurs obtint constamment des résultats négatifs en faisant des inoculations avec des tissus autres que ceux de la plaie ; le second fut plus heureux en inoculant, d'après la méthode de Pasteur pour la rage, de la substance cérébrale provenant d'un homme mort tétanique.

Shakespeare (4), en suivant la même méthode que di Vesta, arriva à des résultats analogues : la substance nerveuse (moelle épinière, bulbe, etc.) employée par cet auteur, était réduite en bouillie dans de l'eau stérilisée et injectée à des lapins sous la dure-mère. Dans ces conditions, le tétanos ne tardait pas à se déclarer. En faisant des inoculations avec cette même substance sous la peau et dans le tissu musculaire, Shakespeare n'obtint aucun résultat.

Presque à la même époque Nocard (5) et après lui Lannegrace et Forgue (6) firent, avec des tissus divers pris chez des tétaniques, en dehors de la plaie, des expériences qui ne donnèrent pas de résultats bien satisfaisants. Un seul des animaux inoculés par Nocard avec une émulsion de la moelle lombaire d'un lapin qui avait succombé au tétanos présenta, au bout de deux jours, un peu de rigidité du membre inoculé. Cette contracture s'étendit graduellement aux autres membres et à la musculature du dos. Mais après être resté dans cet état pendant trois semaines, l'animal revint à la santé.

Ed. Pla (7) réussit à produire le tétanos par inoculation sous la dure-mère, du bulbe d'un tétanique. Dans un travail paru au

---

(1) Flugge, *Die Microorkanismen*, Leipzig, 1886, p. 276. — (2) Bonome, *loc. cit.* — (3) Di Vesta, *Sem. Méd.*, 1887, p. 396. — (4) Shakespeare, *Gaz. hebd. de Méd. et de Chir.*, t. XXIV, 1837, et *in Colin.*, *loc. cit.*, p. 50. — (5) Nocard, *loc. cit.* — (6) Lannegrace et Forgue, in Millet, Th. de Montpellier, 1887, p. 48 et 49. — (7) Pla, *Medicina practica*, 17 avril 1889.

mois d'août 1888, M. le professeur Rietsch (1) constate à son tour qu'il a toujours échoué en cherchant à provoquer le tétanos au moyen d'inoculations faites avec divers tissus (sang, foie, nerf sciatique, cerveau) d'un âne mort tétanique.

MM. Ballance et Lingard (2) ont pu donner le tétanos à des animaux en les inoculant avec des fragments de tissu nerveux de deux malades qui avaient succombé à cette affection. Mais ils n'eurent que des résultats négatifs en faisant de nouvelles inoculations avec la moelle épinière et le cerveau de ces animaux.

Les expériences suivantes ont été faites par MM. Jeannel et Laulanié (3), de Toulouse. Nous les citerons textuellement, en supprimant la première qui a déjà été exposée plus haut.

Expérience II. — Dans le courant du mois de juillet 1886 mourait en 48 heures, dans les hôpitaux de l'École vétérinaire de Toulouse, un cheval atteint de tétanos traumatique contre lequel on avait vainement essayé la névrotomie. La moelle, recueillie immédiatement après la mort par M. Laulanié fut découpée en fragments et hachée finement. La bouillie, mise en macération dans une grande quantité d'eau, environ deux litres, pendant douze heures, donna un liquide qui, dans l'hypothèse de la nature alcaloïdique de l'agent tétanigène, devait tenir en dissolution ou en suspension les ptomaïnes suspectes. Ce liquide, grossièrement filtré après décantation, fut injecté, à doses massives, à deux chiens et à un âne : les chiens reçurent par la jugulaire 45 cm. c. et l'âne 90 cm. c. Aucun des animaux ne fut atteint de tétanos.

En faisant l'exposé de leur première expérience MM. Jeannel et Laulanié font observer, avec raison, que l'ébullition et l'alcoolisation que l'on avait fait subir à la moelle de la femme avec laquelle avait été instituée cette expérience, pouvaient avoir détruit les ptomaïnes qu'elle aurait pu contenir. Cette source d'erreur a été supprimée dans leur seconde expérience, mais celle-ci ne nous paraît pas absolument démonstrative : MM. Jeannel et Laulanié, après avoir laissé macérer la moelle de leur cheval tétanique dans deux litres d'eau, ont injecté tan-

(1) Rietsch, *Comptes rendus de l'Acad. des sciences,* 6 août 1888. — (2) Ballance et Lingard, *Soc. de Méd. de Londres,* 29 oct. 1888, *Semaine Méd.,* 1888, n° 44, p. 419. — (3) Jeannel et Laulanié, *Gaz. hebd. de Méd. et de Chirurgie,* 1889, n° 38, p. 610 et suiv.

tôt 45 cm. c., tantôt 90 cm. c. de ce mélange, quantités suffisantes si le virus contenu dans cette moelle avait été de nature
microbienne, mais si ce virus était une ptomaïne.

Expériences III et IV. — Six kilogrammes de muscles furent recueillis le
9 février 1887 sur le cadavre d'une jument qui venait de succomber au
tétanos. La masse réduite en pulpe fut divisée en deux portions : l'une,
traitée par l'ébullition dans l'eau, servit à la confection d'un bouillon ;
l'autre traitée par l'eau froide servit à la confection d'une simple macération. 80 cm. c. du bouillon furent injectés sous la peau d'un premier cheval ;
80 cm. c. de la macération furent injectés sous la peau d'un deuxième cheval. Ni l'un ni l'autre n'eurent le tétanos.

Expérience V. — Un c. c. de sang recueilli, immédiatement après la
mort, sur le cadavre de la même jument fut injecté sous la peau d'un lapin
qui n'eût pas le tétanos.

Expérience VI. — Voir paragraphe : Terres, etc.

Expérience VII. — Le 15 janvier 1887 entrait dans les hôpitaux de l'École
vétérinaire une jument percheronne atteinte de tétanos à la suite d'une
petite plaie contuse du genou du membre antérieur gauche. M. le professeur Mauri voulut bien la mettre à notre disposition : il s'agissait d'un tétanos très franc mais à forme chronique, terminé par la mort dans la nuit
du 7 au 8 février. Le 21 janvier un cheval atteint de nombreuses tumeurs
mélaniques reçoit sur le côté droit du thorax, au niveau d'un espace inter-
costal, au voisinage d'un nerf par conséquent, une injection sous-cutanée
de 50 grammes d'urine provenant de la jument tétanique sus-nommée. Il
n'y eut aucun résultat.

Expérience VIII. — Voir paragraphe : Objets matériels imprégnés de
virus.

Expérience IX. — Voir paragraphe : Excrétions.

Expérience X. — Un c. c. de sueur recueillie sur une jument tétanique
quelques instants avant la mort fut injectée sous la peau d'un lapin qui
n'eût pas le tétanos.

En même temps que MM. Jeannel et Laulanié, Chantemesse
et Widal (1) obtinrent des résultats négatifs en inoculant des
animaux avec des parcelles de divers organes pris chez des sujets
tétaniques.

(1) CHANTEMESSE et WIDAL, in *Bull. méd.*, 18 sept. 1889.

Dor (de Lyon) (1), ayant eu l'occasion de recueillir un peu de liquide céphalo-rachidien chez un malade qui avait été trépané à la suite d'une fracture du crâne compliquée de tétanos, inocula, avec cette substance, un certain nombre de lapins, par voie intra-crânienne. Ces animaux ayant succombé au bout de 24 heures sans avoir présenté d'autres symptômes qu'une dyspnée très intense et un peu d'opistothonos de la nuque, Dor pensa que ces résultats étaient dus à ce que la substance avec laquelle avaient été faites les inoculations possédait une virulence trop forte et ne laissait pas aux symptômes tétaniques le temps de se manifester. En employant un procédé spécial (Voir paragraphe : Exaltation et atténuation du virus tétanique), cet auteur parvint à développer un tétanos classique chez des animaux inoculés avec des fragments du cerveau et de la moelle de lapins morts en 24 heures à la suite des inoculations intra-crâniennes faites avec le liquide céphalo-rachidien de l'homme tétanique.

Des expériences analogues, instituées avec le bulbe et la moelle d'un lapin mort tétanique trois jours auparavant, ne donnèrent aucun résultat.

« De là à conclure que le bacille existe pendant la vie dans » la moelle, le bulbe et le liquide céphalo-rachidien et qu'il dis-» paraît ou perd sa virulence après la mort, dit M. Dor, en tirant » une partie des conclusions de son travail, il n'y a qu'un pas ».

Nous venons de voir en faisant l'exposé de ces expériences comment cet auteur a cherché à vérifier cette hypothèse qui constitue encore un des points les plus obscurs de la pathogénie du tétanos. Depuis que la question de l'étiologie de cette affection est entrée dans le domaine du laboratoire, de nombreux expérimentateurs ont cherché à vérifier si le bacille tétanique restait cantonné dans la plaie, point de départ de la maladie, ou bien s'il pouvait arriver, *par voie d'infection générale*, dans les tissus *éloignés* du point où il s'était primitivement développé. La presque totalité des expériences instituées dans ce but paraissent démontrer que le bacille tétanique ne se développe que dans le voisinage du point d'inoculation et que les troubles

---

(1) Dor (de Lyon), *Bull. de la Soc. de biologie*, 1890, n° 18, p. 271.

anatomo-pathologiques si variables, observés par quelques auteurs chez des tétaniques dans des points éloignés, de même que les symptômes qui constituent le tableau clinique du tétanos, ne sont dus qu'à l'action de substances chimiques secrétées par les bacilles au point d'inoculation et se localisant tantôt dans un tissu, tantôt dans un autre, suivant des lois qui nous sont encore inconnues.

Pour infirmer cette hypothèse, appuyée sur un grand nombre de faits expérimentaux, il faudrait démontrer qu'en faisant des inoculations avec de la substance nerveuse prise chez un sujet mort tétanique à la suite d'une plaie siégeant dans un point *éloigné des centres nerveux*, la jambe ou le bras, par exemple, on déterminait le tétanos chez les animaux ainsi inoculés et que les centres nerveux de ces animaux renfermaient des bacilles et possédaient la propriété de reproduire le tétanos par inoculation. Telles ne sont pas malheureusement les conditions dans lesquelles ont été faites les expériences de M. Dor; le liquide céphalo-rachidien employé dans ses recherches provenait d'un homme devenu tétanique à la suite d'une fracture du crâne et ses inoculations ont toujours été faites dans la substance cérébrale. Liquide céphalo-rachidien de l'homme et substance des animaux employés dans ces expériences ont très bien pu acquérir leurs propriétés tétaniques, non pas par suite d'une infection générale, mais bien parce que le traumatisme accidentel chez l'homme, expérimental chez les animaux, avait mis ces tissus *directement* en contact avec le bacille tétanique. On peut très bien admettre *à priori* que le liquide céphalo-rachidien de l'homme a pu être primitivement contaminé par la plaie de la tête et qu'il a contaminé ensuite les centres nerveux qu'il recouvrait.

Dans un travail présenté, le 7 juillet 1889, à la Société de médecine interne de Berlin, M. Renvers (1) constate qu'il lui a été impossible de déterminer le tétanos en faisant des inoculations avec des tissus pris chez des tétaniques en dehors de la plaie.

Enfin des expériences analogues ont toujours donné à Kitasato (2) des résultats négatifs.

(1) Renvers, *Sem. méd.*, 1890, n° 31, p. 259. — (2) Kitasato, *loc. cit.*

Dans un travail magistral qui constitue une des études les plus savantes qui ait été consacrée à la pathogénie du tétanos, MM. Sanchez Toledo et Veillon (1) exposent les résultats d'une série d'expériences entreprises dans le but de connaître la virulence du sang et des tissus pris chez le tétanique en dehors de la plaie. Dans ce but ces auteurs ont inoculé à divers animaux (lapins, cobayes, rats) 15 à 20 cm. c. de sang retiré de la carotide de lapins inoculés depuis 48 heures et qui manifestaient déjà quelques symptômes tétaniques. Ces expériences furent répétées en employant le sang d'animaux inoculés depuis un temps variable : une seule fois ils obtinrent des résultats positifs avec le sang pris chez un animal tétanique quelques instants avant la mort.

MM. Sanchez Toledo et Veillon concluent de ces expériences que, sur l'animal tétanique vivant, le bacille du tétanos ne se trouve pas, au moins dans la grande majorité des cas, dans le sang de la circulation générale. En inoculant la presque totalité du foie et de la rate d'animaux morts tétaniques pris immédiatement après leur mort, ces auteurs n'ont obtenu que trois fois des résultats positifs sur plus de vingt expériences.

Tout aussi infructueux furent les résultats obtenus en inoculant le cerveau et le bulbe d'animaux tétaniques *morts récemment*. Sur huit inoculations faites avec de la moelle épinière, deux fois seulement les animaux inoculés contractèrent le tétanos.

Ces auteurs ont enfin démontré que l'on a d'autant plus de chance d'obtenir des résultats positifs en faisant des inoculations avec du sang ou avec des organes d'animaux tétaniques, que les matières inoculées proviennent d'animaux morts depuis plus de temps.

b) Terres, poussières, toiles d'araignées. — La découverte de l'existence du virus tétanique dans certaines espèces de terres remonte à l'année 1884, époque à laquelle Nicolaïer (2) s'aperçut en faisant l'étude des micro-organismes du sol que les inoculations faites avec la terre des rues et des champs déterminaient chez les animaux une maladie présentant beaucoup

(1) Sanchez Toledo et Veillon, *Archives de méd. exp. et d'anat. pathologique*, 1890, n° 6, p. 709-719. — (2) Nicolaïer, *loc. cit.*

d'analogie avec le tétanos. Sur dix-huit échantillons de terre, douze donnèrent des résultats positifs. Ces inoculations furent faites dans de petites poches pratiquées dans le tissu cellulaire sous-cutané.

Des recherches analogues faites, deux ans plus tard, par Socin (1) de Bâle confirmèrent la découverte de Nicolaïer. Les animaux inoculés avec de la terre végétale devinrent rapidement tétaniques. En même temps qu'il faisait ces expériences, Socin, ayant eu à observer un homme atteint de tétanos, put se convaincre que les symptômes sont les mêmes chez l'homme tétanique que chez les animaux inoculés avec la terre. Il en conclut que les deux maladies étaient identiques.

En 1887, Bonome (2) put rendre des animaux tétaniques en les inoculant avec de la terre et des poussières provenant des édifices écroulés à Bajardo. Presque en même temps, Giordano (3) parvint à déterminer le tétanos en inoculant des animaux avec de la terre et des débris de paille qui recouvraient la plaie d'un homme tétanique.

Beumer (4), en inoculant divers animaux avec de la terre recouvrant l'endroit sur lequel s'était blessé un homme mort tétanique à la suite de cette blessure, vit le tétanos se développer chez ces animaux.

Dans une nouvelle série d'expériences Beumer chercha à établir quelles étaient les terres qui possédaient la plus forte puissance tétanigène et parvint à démontrer que les terres les plus virulentes étaient celles qui avaient été depuis longtemps en contact avec des matières organiques en voie de putréfaction. Il démontra aussi que les terres prises à une petite profondeur au-dessous du sol sont incapables de produire le tétanos. En se basant, tout à la fois, sur ses recherches expérimentales et sur ses observations cliniques, Beumer affirme que le tétanos humain et le tétanos expérimental sont deux maladies identiques.

Beumer a cherché également à expliquer un point de la pathogénie du tétanos qui, à première vue, paraît tout à fait para-

(1) Socin (de Bâle), *Sem. méd.*, 1886, p. 116. — (2) Bonome, *loc. cit.* — (3) Giordano, *loc. cit.* — (4) Beumer, *Berlin. klin. Wochens.*, nº 80, p. 511 et nº 31, p. 575 et *Zeitschrift, f. Hygiene*, 1888, p. 241.

doxal : la rareté relative de cette affection comparée au grand nombre de terres qui renferment le virus tétanique. En s'appuyant sur le travail dans lequel MM. Jeannel et Laulanié (1) ont démontré le rôle important que joue l'état plus ou moins granuleux de la plaie, dans la production de la septicémie, Beumer croit que seules les plaies fraîches, livrent facilement passage au virus tétanique.

Les inoculations de terre ont également donné des résultats positifs à M. Bossano (2). Au cours de ses expériences M. Bossano a cherché à vérifier si la quantité de terre inoculée avait une importance quelconque. Dans ce but dix cobayes, divisés en cinq séries différentes, furent inoculés le même jour avec 5, 10, 20 et 30 centigrammes de terre tétanigène. Tous ces animaux présentèrent les mêmes phénomènes et succombèrent dans le même laps de temps.

Dall'Aqua et Parietti (3), Seydel (4) et Belfanti et Pescarollo (5) ont obtenu aussi des résultats satisfaisants en pratiquant des inoculations avec de la terre. Les derniers de ces auteurs ont pu rendre des animaux tétaniques en les inoculant avec des toiles d'araignées prises à l'endroit où s'était blessé l'homme qui servit à installer les expériences au moyen desquelles Kitasato est arrivé à isoler le bacille de Nicolaïer.

Dans le courant de la même année M. Bossano (6) adressa à l'Académie de médecine un travail dans lequel il exposait les résultats d'une série d'inoculations faites avec des terres de différents pays. Sur 96 animaux inoculés chacun avec une terre différente quoique provenant quelquefois d'un même pays, 39 sont morts tétaniques. Ces 96 échantillons de terre provenaient de 43 pays différents et avaient été recueillis dans des champs cultivés ou sur des routes.

L'auteur ayant pu constater, au moyen de ces expériences, que

(1) JEANNEL et LAULANIÉ (de Toulouse), Recherches sur le rôle respectif des ptomaïnes et des bacilles dans la pathogénie de la septicémie, *Gaz. hebd. de méd. et de chir.*, 1885, n° 30, p. 630 et n° 40, p. 643. — (2) BOSSANO, *Comptes rendus de l'Acad. des sciences*, 31 déc. 1888 et *Revue de médecine*, fév. 1889. — (3) DALL'AQUA et PARIETTI, *Riforma méd.*, mars et avril 1889. — (4) SEYDEL, *Centr. b. f. Bakt.* etc., 1889, n° 2, p. 53. — (5) BELFANTI et PESCAROLLO, *eod. loc.*, 1889, vol. V, n° 20 et 21 et vol. VI, n° 10 et 11. — (6) BOSSANO, *Propriétés tétanigènes du sol sous diverses latitudes, Gazette des hôpitaux*, 1889, p. 1342.

la puissance tétanigène du sol est à peu près la même dans les pays chauds que dans les pays tempérés ou chauds, pense que si le tétanos se montre plus fréquemment dans certains pays que dans d'autres, cela tient moins à des influences météorologiques ou à une question de race qu'à un défaut d'hygiène et au manque absolu de précautions antiseptiques dans le pansement des plaies.

Le travail de MM. Jeannel et Laulanié, que nous avons cité plus haut, contient les détails d'une expérience faite avec de la terre prise dans une écurie qui avait été habitée six mois auparavant par un cheval tétanique, mais qui avait été soumise ensuite à un lavage à l'eau chaude. On fit macérer cette terre en la pilant dans un mortier avec de l'eau ordinaire et le mélange fut filtré sur un linge : 15 grammes de ce liquide furent injectés dans la joue d'un âne ; 15 grammes dans l'encolure d'un cheval et 10 grammes sous la peau du dos d'un chien. Des expériences analogues furent faites avec de la terre provenant d'une autre écurie qui n'avait jamais abrité de chevaux tétaniques. Les résultats furent toujours négatifs.

MM. Chantemesse et Widal (1) ont pu rendre des cobayes tétaniques en les inoculant avec la poussière des murs, des rideaux et du plancher d'une salle d'hôpital dans laquelle plusieurs cas de tétanos s'étaient manifestés. Seuls les animaux inoculés avec la poussière du plancher devinrent tétaniques.

Leonardo Valentini (2), à propos de cette épidémie de tétanos qui emporta 30 chevaux dans les écuries de la Netteza Urbana, de Rome, en 1886-87, reconnut que la terre de ces écuries donnait par inoculation le tétanos aux animaux. Verhoogen et Baërt (3) ont pu également, comme nous l'avons vu, donner le tétanos à des cobayes et à des lapins en les inoculant avec de la terre prise autour du cadavre d'un cheval mort tétanique. Ces auteurs ont également fait des inoculations avec des terres recueillies dans 25 endroits différents : 15 de ces terres se sont montrées virulentes.

<hr>

(1) CHANTEMESSE et WIDAL, *loc. cit.* — (2) LEONARDO VALENTINI, *loc. cit.* — (3) VERHOOGEN et BAËRT, *loc. cit.*

Enfin, MM. Reynier et Sanchez Toledo (1) et Peyrand (2) (de Libourne) ont apporté dernièrement de nouvelles preuves à l'appui de l'origine tellurique du tétanos.

Après les longues et vives discussions auxquelles elle a donné lieu dans le sein de plusieurs sociétés savantes, cette question paraît être définitivement résolue aujourd'hui. Il est, en effet, démontré que c'est dans la terre ou dans les objets contaminés par elle qu'il faut chercher la cause première du tétanos. Il serait oiseux de s'attarder plus longtemps à combattre une doctrine qui s'appuie sur des preuves si nombreuses et si éclatantes qui ne sauraient être contestées ou mal interprétées par aucun esprit dépourvu de préjugés. Mais s'il est amplement démontré aujourd'hui que les germes tétaniques nous viennent du sol, nous ignorons complètement comment la terre acquiert ses propriétés tétanigènes. Nous serions tentés de nous étendre ici sur ce sujet qui a donné lieu dans ces dernières années à tant de discussions restées malheureusement stériles. Mais comme l'étude de cette question est sinon très instructive du moins très longue, nous avons préféré la traiter à part : elle trouvera sa place dans le chapitre que nous consacrerons plus loin à l'examen de la théorie équine du tétanos.

c) *Foins.* — On s'est aperçu depuis longtemps que les plantes fraîches ou sèches, le foin par exemple, donnaient abri, à leur surface, à diverses espèces de bactéries, fait qui trouve son explication dans le voisinage des végétaux avec le sol, réceptacle d'un si grand nombre de micro-organismes. Ces bactéries, parmi lesquelles nous citerons le « bacillus subtilis » et le « bacillus septicus » de Coze et Feltz et de Pasteur, sont absorbées par les herbivores avec les aliments ; leurs spores traversent le tube intestinal sans être détruites par le suc gastrique, passent dans les excréments et arrivent de nouveau à la surface du sol. C'est en s'inspirant probablement de ces données que divers auteurs ont cherché à constater la présence du virus tétanique dans

(1) Reynier et Sanchez Toledo, *Soc. de chirurg.*, 18 juin 1890, et *Sem. méd.*, 1890, n° 27, p. 223. — (2) Peyrald (de Libourne), *Acad. de méd.*, 7 oct. 1890, et *Sem. méd.*, 1890, n° 44, p. 372.

le foin, herbages, etc. et à expliquer ainsi en partie sa présence presque constante dans la plupart des terres.

La première tentative faite dans ce sens est due à M. le professeur Rietsch (1).

En prenant pour point de départ de ses expériences de la poussière de foin provenant de la dessiccation de l'herbe coupée dans le square de l'Hôtel-Dieu de Marseille, M. Rietsch est parvenu à déterminer le tétanos chez un âne et chez divers autres animaux.

En faisant des inoculations avec de la poussière de foin, M. Peyraud (2) (de Libourne) a pu rendre tétaniques 50 0/0 des lapins inoculés.

d) Objets matériels imprégnés de virus. — Les résultats obtenus par les auteurs qui ont employé dans leurs expériences des objets matériels (clous, esquilles de bois, etc.) imprégnés de virus sont des plus démonstratifs : c'est d'ailleurs à la suite de la pénétration accidentelle d'un corps étranger dans les tissus que l'on voit éclater, la plupart du temps, le tétanos chez l'homme ou chez les animaux.

A la deuxième session du Congrès français de chirurgie, tenu à Paris en 1886, Larger (3) (de Maisons-Laffitte) rapporta qu'ayant eu à observer un cheval devenu tétanique à la suite d'une légère blessure produite par un clou de rue, il racla ce clou et inocula le produit de ce raclage à un chat et à un lapin. Le chat ne présenta aucun phénomène nerveux ; quant au lapin il fut trouvé raidi en opisthotonos le lendemain de l'inoculation.

En 1887, M. Nocard (4) inocula divers animaux avec le produit du raclage de plusieurs casseaux qui avaient servi à la castration de chevaux morts tétaniques ainsi qu'avec de petits fragments de ces casseaux. Quelques-uns des animaux ainsi inoculés succombèrent au tétanos. Dans le courant de la même année Beumer (5) et après lui Eiselberg (6) obtinrent des résultats positifs en faisant des inoculations, le premier avec des

<hr>

(1) Rietsch, *loc. cit.* — (2) Peyraud (de Libourne), *loc. cit.* — (3) Larger (de Maisons-Laffitte), *Congrès français de chirurgie*, 2ᵉ session, Paris, 1886. — (4) Nocard, *loc. cit.* — (5) Beumer, *loc. cit.* — (6) Eiselberg, *Wiener, klin. Woch.*, 1888. nº 6.

échardes provenant d'une planche de bois qui avait blessé un homme devenu tétanique à la suite de cette blessure ; le second avec une esquille de bois retirée de la plaie d'une femme morte tétanique.

MM. Jeannel et Laulanié (1) ont fait l'expérience suivante : le 21 janvier 1887 un cheval blessé à la sole et au paturon du membre postérieur gauche fut placé dans la même écurie et sur la même litière occupées précédemment par une jument tétanique. Le même jour deux lapins furent installés, dans une caisse, sur une litière faite avec du crottin d'une jument tétanique et de la paille provenant de la litière de cette même jument. Le 22 janvier un chien fut installé sur une litière semblable. Le 24 janvier, l'un des lapins fut blessé à l'aide d'un coup de ciseau sur la face plantaire des deux pattes postérieures ; le chien fut blessé de la même façon au membre postérieur gauche. Aucun de ces animaux, dont les plaies restèrent pendant plusieurs jours en contact avec la litière de la jument tétanique, ne contracta le tétanos.

Widenmann (2) ayant observé un enfant devenu tétanique après s'être implanté un morceau de bois dans la joue introduisit successivement ce fragment de bois sous la peau de plusieurs souris qui moururent tétaniques.

MM. Maljean et Peugniez (3), en transportant sur plusieurs animaux un fragment de bois extrait de la plaie d'un sujet tétanique déterminèrent le tétanos chez tous ces animaux. Enfin M. Renvers (4) a pu rendre également des souris tétaniques en introduisant, dans de petites poches pratiquées sous la peau de ces animaux, des fragments de bois trouvés dans la plaie d'un malade atteint de tétanos.

e) Excrétions. — La recherche du virus tétanique dans les excrétions de certains animaux a attiré, dans ces derniers temps l'attention de plusieurs savants. Sormani (5) a pu faire absorber à des animaux des cultures tétaniques mélangées avec les ali-

---

(1) JEANNEL et LAULANIÉ, *loc. cit.* — (2) WIDENMANN, *Zeitschrift. f. Hyg.*, Bd. 5, Heft. 3, 1889, p. 522. — (3) MALJEAN et PEUGNIEZ, *Gaz. hebd. de méd. et de chir.*, 1889, n° 44, p. 708. — (4) RENVERS, *loc. cit.* — (5) SORMANI. *Riforma medica*, avril 1889, et *Centralb. f. Bakt.* etc., n° 5, 1889, p. 139.

ments sans constater chez ces animaux le moindre symptôme tétanique. Les selles de ces animaux déterminaient par inoculation un tétanos rapidement mortel.

MM. Jeannel et Laulanié (1) ont introduit, sans aucun résultat, dans la gaîne du nerf plantaire du membre antérieur gauche d'un cheval, 40 grammes d'un liquide obtenu par la macération de 178 grammes de crottin d'une jument tétanique dans 790 grammes d'eau. Même résultat négatif obtenu par M. Peyraud (2) (de Libourne) en faisant des inoculations avec du fumier de cheval.

Au mois d'octobre dernier, MM. Sanchez Toledo et Veillon (3) adressaient à la Société de biologie un travail dans lequel ils exposaient les détails d'une série d'expériences faites, avec les excréments des divers animaux. Après s'être assurés, comme l'avait fait précédemment Sormani, que les matières fécales d'animaux nourris avec des aliments arrosés avec des cultures tétaniques ne contractaient pas le tétanos, ces auteurs ont cherché à vérifier si cette propriété était également dévolue aux excréments d'animaux sains n'ayant pas absorbé des aliments contaminés par des cultures. Dans ce but ils ont inoculé un certain nombre de lapins en introduisant, dans de petites poches pratiquées sous la peau du dos de ces animaux, une petite quantité (environ la grosseur d'une noix), de déjections de cheval et de vache recueillies dans des vases stérilisés au moment de la défécation. Quelques-uns des lapins ainsi inoculés moururent de septicémie mais la plupart succombèrent au bout de cinq à six jours avec des symptômes tétaniques nettement accusés.

Les expériences de Sormani et surtout celles de Sanchez Toledo et Veillon confirment ce que nous avons dit précédemment sur le rôle important que jouent les excréments des herbivores en général dans la dissémination des germes tétaniques à la surface du sol.

f) Cultures plus ou moins pures. — Nous terminerons l'étude des divers milieux dans lesquels les nombreux auteurs qui se sont attachés à élucider la pathogénie du tétanos ont recherché

(1) JEANNEL et LAULANIÉ, *loc. cit.* — (2) PEYRAUD (de Libourne), *loc. cit.* — (3) SANCHEZ TOLEDO et VEILLON, *Soc. de biologie*, 11 oct. 1890.

le virus tétanique par l'exposé des diverses tentatives d'inoculations faites avec des cultures plus ou moins pures du bacille du tétanos.

Les premières expériences de ce genre sont dues à Nicolaïer (1). Cet auteur parvint à donner le tétanos à des animaux en les inoculant avec des cultures faites dans la profondeur du sérum coagulé. Il n'obtint aucun résultat en employant des cultures faites à la surface de plaques en gélatine. Les cultures qui lui donnèrent des résultats positifs contenaient toutes le bacille qu'il a décrit comme étant la cause du tétanos.

Rosenbach (2) constata que, tandis que les animaux inoculés avec des cultures renfermant le bacille de Nicolaïer dépourvu de spores restaient généralement indemnes, ceux auxquels on inoculait ces mêmes cultures après que le bacille s'était muni de sa spore mouraient toujours tétaniques. De même que Nicolaïer, Rosenbach n'eut des résultats positifs qu'en employant des cultures semées dans la profondeur de tubes de sérum.

Des cultures en sérum faites avec du sang pris, pendant la vie chez un sujet tétanique donnèrent à Hochsinger (3) des résultats positifs mais, en faisant de nouvelles cultures avec le sang des animaux morts tétaniques à la suite des premières inoculations et en inoculant d'autres animaux avec ces cultures, il ne put jamais déterminer le tétanos.

Des expériences semblables instituées par divers expérimentateurs furent également couronnées de succès. Les recherches de ces auteurs ne diffèrent entre elles que par la nature des milieux dans lesquelles ont été faites les cultures dont ils se sont servis : Shakespeare (4) a employé des cultures en bouillon, en agar et en gélatine qu'il a inoculées par voie intra-crânienne. Ferrari (5), des cultures en gélatine et en agar, Ohlmueller et Goldschmidt (6), Beumer (7), Reuter (8), Tizzoni et Cattani (9) des cultures en sérum ; Lampiasi (10) des cultures en agar et en

<hr>

(1) Nicolaïer, *loc. cit.* — (2) Rosenbach, *loc. cit.* — (3) Hochsinger, *loc. cit.* — (4) Shakespeare, *loc. cit.* — (5) Ferrari, *loc. cit.* — (6) Ohlmueller et Goldschmidt, *Centralb. f. klinische Med.* 1887, n° 31 et in *Rev. des Sc. Méd.* 1888, p. 178. — (7) Beumer, *loc. cit.* — (8) Reuter, cité par Ohlmueller et Goldschmidt, *loc. cit.* — (9) Tizzoni et Cattani, *Sém. méd.*, n° 17, p. 120, 1889. — (10) Lampiasi, *Bulletin méd.*, 1888, p. 110.

gélatine, Rietsch (1), des cultures en gélatine et en sérum et enfin Belfanti et Pescarollo (2) de cultures en sérum, agar, et gélatine. La plupart de ces auteurs n'ont obtenu des résultats positifs qu'en se servant de cultures faites avec le pus ou avec les tissus environnant la plaie du sujet tétanique. Les inoculations pratiquées avec des cultures ensemencées avec des tissus pris en dehors de la plaie (sang, rate, tissu nerveux, etc.) n'ont donné de résultats satisfaisants que dans un nombre très restreint de cas (Shakespeare, Ferrari, Lampiasi).

A côté des recherches de ces auteurs nous citerons celles de Kitasato (3) et de divers autres expérimentateurs qui ont fait des inoculations avec des cultures pures du bacille de Nicolaïer. Kitasato en employant des quantités très faibles de ces cultures, obtenues par un procédé que nous exposerons plus loin, a pu développer chez les animaux un tétanos rapidement mortel. Seuls les ensemencements faits avec le pus de la plaie de sujets tétaniques donnèrent des résultats positifs.

Kitasato a également démontré que les souris inoculées avec ces cultures à la naissance de la queue ne contractent pas le tétanos lorsqu'on pratique l'amputation de la queue, avant qu'une heure se soit écoulée.

A la séance de la Société de médecine interne de Berlin, du 3 février 1890, Weyl (4) présenta un chien sous la peau du dos duquel il avait injecté, huit jours avant, une petite quantité d'une culture pure du bacille de Nicolaïer. Le quatrième jour après l'inoculation apparut une scoliose à droite, puis les extrémités postérieures furent agitées de secousses tétaniques ; il en fût de même des extrémités antérieures. « Il ressort de cette expérience, dit M. Weyl, que, contrairement à ce que l'on a prétendu jusqu'à présent, les chiens ne sont pas réfractaires au tétanos. »

Kitt (5), en employant ces mêmes cultures, a pu également donner le tétanos à des chevaux, à des chiens, à des moutons et à des pigeons.

(1) Rietsch, *loc. cit.* — (2) Belfanti et Pescarollo, *Centralb. f. Bakt.* etc., Vol. IV, n° 17, 1888 et in Bossaxo, *Recherches expérimentales* etc., 1890, p. 15. Félix Alcan, Paris. — (3) Kitasato, *loc. cit.* — (4) Weyl, *Soc. de Méd. int. de Berlin*, 3 fév. 1890 ; *Sem. Méd.*, 1890, p. 53. — (5) Kitt in *Centralb. f. Bakt.*, 1890, Bd. VII, p. 207.

Dans un travail paru mois de mai 1889, Belfanti et Pescarollo (1) confirment les résultats obtenus par Kitasato. Leurs expériences diffèrent pourtant de celles de cet auteur en ce qu'en partant d'une culture anaérobie virulente, ils ont pu obtenir d'autres cultures aérobies douées de la même virulence : la première de ces cultures aérobies détermine le tétanos chez les animaux trois jours après l'inoculation ; la deuxième au bout de 24 heures, et la troisième au bout de trois jours. Ces auteurs ont constaté en outre que la virulence de ces cultures était en raison directe de l'odeur qu'elles dégageaient. Cette virulence augmente considérablement lorsque ces cultures sont faites en bouillie de viande : elles exhalent alors une odeur insupportable et dégagent une grande quantité de gaz et surtout d'hydrogène sulfuré.

MM. Babès et Puscariu (2), ont vu des souris inoculées avec des cultures pures du bacille du tétanos mourir tétaniques 24 heures après l'inoculation. Pour les rats, les cobayes et les lapins il faut employer des doses plus fortes de culture que pour les souris. Babès et Puscariu ont pu aussi rendre un chien tétanique par l'injection d'un gramme de culture ; d'autres chiens inoculés de la même façon, sont restés indemnes. Les pigeons peuvent contracter le tétanos, mais ils sont bien moins sensibles que les corbeaux. Les inoculations faites chez des grenouilles n'ont donné aucun résultat.

Babès et Puscariu ont établi que l'effet des cultures pures du bacille de Nicolaïer est nul lorsque ces cultures pénètrent dans l'organisme par la voie stomacale.

Ces auteurs ont enfin étudié l'action de ces cultures sur des animaux qui avaient survécu à une première atteinte de tétanos. Les animaux employés dans ces expériences contractèrent tous le tétanos une deuxième fois : la maladie évolua chez eux assez lentement, mais se termina toujours par la mort. Divers autres essais de vaccination restèrent sans résultat.

MM. Tizzoni, Baquis et Mlle Cattani (3) exposent, dans deux

(1) BELFANTI et PESCAROLLO, eod. loc. Vol. VII, nᵒˢ 10 et 11, 1889. — (2) BABÈS et PUSCARIU, *Journal des connaissances médicales*, 1890, nᵒ 20 et *Centralb. f. Bakt.* etc., Bd. VIII, 1890, nᵒ 3. — (3) TIZZONI, BAQUIS et CATTANI, *Centralb. f. Bakt.*, Bd. VIII, nᵒ 2 et 3, 1890.

travaux parus à quelques jours d'intervalle, les résultats d'expériences faites avec des cultures pures de deux bacilles retirés le premier du pus de la plaie, le second du sang et de la rate de sujets morts tétaniques.

L'injection sous-cutanée des cultures pures du premier de ce bacille provoque chez le lapin une grande hyperexcitabilité et de la contracture localisées au membre inoculé : on constate plus tard de la parésie et les animaux meurent au bout de 10 à 25 jours après l'inoculation. Au moment de la mort ces animaux présentent quelquefois des mouvements convulsifs généralisés.

Les cultures du second bacille produisent des effets différents suivant le milieu dans lequel ont été faites ces cultures : les cultures en bouillon sont inactives tandis que les cultures en gélatine sont très virulentes. Les animaux inoculés avec ces dernières cultures offrent d'abord de la contracture localisée au membre inoculé : ces contractures envahissent ensuite tous les autres muscles, et l'on observe peu à peu le développement de tous les symptômes du tétanos.

Les résultats sont les mêmes lorsqu'on se sert de cultures non filtrées que lorsqu'on emploie des cultures filtrées avec le filtre Chamberland. L'injection sous-cutanée d'un demi cc. de culture filtrée tue un lapin en 24 heures : des quantités beaucoup plus faibles suffisent lorsque l'injection est faite dans le sang. Une goutte de ces cultures introduite sous la dure-mère détermine un tétanos typique. Les animaux inoculés avec une quantité très faible de culture présentent les mêmes phénomènes que ceux auxquels on injecte des doses plus fortes. Mais la maladie évolue chez eux assez lentement et la mort ne survient qu'au bout de trois jours. L'introduction de 8 à 9 cc. de ces cultures dans l'estomac d'un lapin ne produit aucun résultat.

Ces auteurs croient que le premier de ces bacilles produit le tétanos chronique, le second le tétanos aigu. Des cultures pures du bacille de Nicolaïer, obtenus par un procédé spécial, ont été inoculées par MM. Sanchez Toledo et Veillon (1) à des rats blancs et à des cobayes. Les animaux qui ont reçu 2 à 3 gouttes

(1) Sanchez Toledo et Veillon, *loc. cit.*

de ces cultures meurent tétaniques au bout de 24 heures : des doses 5 à 6 fois plus fortes sont nécessaires pour obtenir les mêmes résultats chez des lapins, des chiens et des poules. L'inoculation à des chiens et à des poules de doses massives de ces cultures ne donne souvent aucun résultat.

Les inoculations pratiquées avec des cultures faites avec du sang d'un tétanique n'ont donné que des résultats négatifs.

Enfin, M. Capitan (1) a pu déterminer le tétanos chez un lapin en lui injectant par voie intra-crânienne un cc. d'une culture en bouillon peptonisé ensemencée avec la salive de ce même animal qui avait été nourri avec des carottes et du foin.

g) Toxines. — Divers auteurs ont cherché à déterminer expérimentalement le tétanos au moyen d'inoculations faites avec des substances chimiques, des toxines retirées des cultures du bacille de Nicolaïer. Pour ne pas nous exposer à des redites nous n'entrerons ici dans aucun détail au sujet de cette question qui sera traitée dans une autre partie de ce travail (Voir chapitre : Preuves bactériologiques, paragraphe : Toxines.

2° De la bacillémie. — Nous ne saurions terminer cette partie de notre travail sans chercher à répondre à une question qui se pose naturellement à l'esprit après avoir lu ce qui précède : le bacille tétanique reste-t-il cantonné là où l'a déposé le traumatisme initial ou bien pénètre-t-il dans l'organisme pour y produire par voie d'infection générale les phénomènes qui constituent le tableau clinique du tétanos ? De toutes les hypothèses émises par les divers auteurs qui ont cherché à élucider ce point de la pathogénie du tétanos, celle qui a été formulée par MM. Sanchez Toledo et Veillon nous paraît être la plus admissible, en ce sens qu'elle concilie parfaitement les résultats contradictoires obtenus par les auteurs qui ont essayé de déterminer le tétanos, en faisant des inoculations avec des tissus, pris chez des sujets tétaniques, en dehors de la plaie. MM. Sanchez Toledo et Veillon ont d'abord établi, au moyen des expériences que nous avons citées plus haut, que, sur l'animal vivant, le sang de la circulation générale, de même que les divers organes ne renferment pas, dans la grande majorité

(1) Capitan, Soc. *de biologie*, 18 oct. 1890 et *Sem. méd.*, 1890, n° 46, p. 388.

des cas, les bacilles du tétanos : lorsqu'ils s'y trouvent ce n'est que d'une façon accidentelle et en quantité extrêmement faible, comme s'ils y avaient été entraînés mécaniquement.

En poussant plus loin leurs investigations ces auteurs ont démontré que les résultats positifs fournis par l'inoculation du sang ou des organes de sujets tétaniques sont d'autant plus nombreux que les matières inoculées proviennent d'animaux morts depuis plus longtemps. Ce qui ferait croire que pendant la vie du tétanique, le bacille de Nicolaïer qui est anaérobie ne peut pulluler dans le sang à cause de la présence de l'oxygène tandis qu'après la mort le sang offre toutes les conditions d'anaérobiose voulues. MM. Sanchez Toledo et Veillon rappellent à l'appui de cette hypothèse ce qui se passe pour un autre bacille également anaérobie : le vibrion septique. Ce microbe qui n'existe presque jamais dans le sang pendant la vie s'y trouve en abondance après la mort.

Après avoir ainsi établi que pendant la vie du malade tétanique quelques rares bacilles peuvent passer dans le sang, ces auteurs ont cherché à démontrer à quel moment s'effectuait ce passage. Dans ce but ils ont inoculé un certain nombre de rats blancs à l'extrémité de la queue, puis ils ont pratiqué l'amputation de la queue tout près de sa base, à des intervalles d'une heure jusqu'à 20 heures après l'inoculation : tous ces animaux sont morts tétaniques. 12 à 24 heures après la mort on fit des inoculations avec le sang du cœur ainsi qu'avec des fragments de tissus (foie, rate, etc.) pris chez ces animaux : seules les inoculations faites avec le sang et avec les organes de quelques-uns des animaux dont la queue avait été amputée quelques heures avant la mort donnèrent des résultats positifs. La plaie de ces animaux renfermait des bacilles de Nicolaïer, ce qui prouve que le tétanos avait été provoqué par les bacilles et nullement par les ptomaïnes qu'auraient pu renfermer les substances avec lesquelles furent faites ces inoculations.

« Nos expériences, disent ces auteurs en terminant, ont établi
» que le bacille du tétanos peut envahir, mais non d'une façon
» constante, le sang et les organes; cette pénétration, en quantité
» très faible, n'a lieu que dans les dernières heures qui précèdent

» la mort. Sur le cadavre abandonné à lui-même le bacille
» continue à se cultiver dans le sang et dans les viscères. De
» telle sorte que, malgré des faits de généralisation possibles,
» tardifs du reste et inconstants, le tétanos doit être considéré,
» au point de vue parasitaire, comme une maladie locale ».

§ **2. Du terrain.** — Dans tout cas de tétanos expérimental, il
y a deux éléments à considérer : le virus d'une part, le terrain
de l'autre. Le chapitre précédent a été consacré au virus tétanique ; c'est le terrain que nous devons actuellement étudier.
Quels sont les animaux chez lesquels on peut produire le tétanos
expérimental ? En quelle partie du corps doit-on faire les inoculations ? Quels sont les symptômes observés chez les animaux
devenus tétaniques à la suite de ces inoculations ? Telles sont
les questions que nous aurons à examiner.

A. ANIMAUX INOCULÉS. — Dans la grande majorité des cas les
expériences qui nous occupent ont été faites sur les cobayes,
les souris, les rats blancs et les lapins ; les trois premières espèces animales sont particulièrement sensibles au virus tétanique.
C'est ainsi que Verhoogen et Baërt ont reconnu qu'il suffisait de
deux à trois gouttes de culture pure injectée sous la peau de
ces animaux pour les faire mourir tétaniques dans un délai variant de 24 à 60 heures, la période d'incubation n'étant que de
8 à 30 heures. Pour le lapin il faut inoculer des doses 5 à 10 fois
plus fortes et la mort ne survient qu'au bout de 3 à 6 jours.

Le chien avait été considéré par Nocard, Rosenbach, Vaslin,
Jeannel et Laulanié comme réfractaire au tétanos : on peut cependant le rendre tétanique, mais il ne constitue pas un terrain
favorable. Kitt et Weyl l'ont tétanisé avec des cultures pures
du bacille de Nicolaïer en notant une période d'incubation de
quatre jours. Renvers a eu un résultat positif en inoculant un
chien avec du pus tétanique mais avec une fort longue période
d'incubation. Sanchez Toledo et Veillon ont constaté qu'il faut
inoculer au chien des doses de culture pure dix foix plus fortes
qu'au cobaye : la période d'incubation varie de 6 à 10 jours. Il
arrive parfois que l'inoculation même de doses massives demeure
sans résultat.

Le cheval n'a pu être tétanisé par Nocard ni par Jeannel et

Laulanié, mais il l'a été par Kitt en employant des cultures pures du bacille tétanique. Trasbot et Leclainche remarquent que le cheval peut être rendu tétanique mais avec difficulté.

M. Rietsch a pu déterminer le tétanos chez un âne,

La poule peut contracter le tétanos par inoculation. Sanchez Toledo et Veillon notent pourtant qu'en se servant de cet animal il faut employer une dose de culture pure dix fois plus forte que pour le cobaye : le tétanos ne survient chez ces animaux qu'au bout de 8 à 10 jours et parfois des doses massives ne donnent aucun résultat.

Le pigeon peut contracter le tétanos, mais seulement à la condition d'employer une dose minima de 1 cm. c. de culture pure (Kitt).

Le mouton, sur lequel Nocard n'a rien produit, a été également tétanisé par Kitt au moyen de cultures pures.

Le porcelet a été rendu tétanique par Giordano et le corbeau par Babès et Puscariu. La grenouille contracte très difficilement le tétanos. Cependant Verhoogen et Baërt ont pu rendre ces animaux tétaniques en les inoculant avec de fortes doses de culture pure. L'expérimentation a encore porté sur le bouc (Nocard), la chèvre (Nocard), le chat (Larger), la vache (Shakespeare) sans résultat bien positif.

Mais étant donné que la plupart des animaux précédents peuvent contracter le tétanos à la suite de blessures opératoires ou accidentelles, on peut admettre en principe qu'en employant des doses plus ou moins fortes de cultures pures ou de toxines, on pourra toujours arriver à les rendre expérimentalement tétaniques.

Les faits qui précèdent sont doublement instructifs :

a) Grâce au grand nombre d'animaux chez lesquels on peut déterminer expérimentalement le tétanos, cette affection a pu être étudiée dans des conditions excellentes et l'on sait combien la reproduction expérimentale importe dans la connaissance des maladies infectieuses.

b) L'homme étant souvent en contact avec la plupart des animaux que nous venons de mentionner, il y a une grande importance à connaître tous les détails de la contagion tétanique,

B. LIEUX D'INOCULATION. — Le virus tétanique a été inoculé aux animaux en des points divers. Examinons quelles ont été les diverses portes d'entrée de l'infection tétanique expérimentale.

1° *Peau*. — *a*) Lorsque la peau est intacte l'infection tétanique ne se produit pas. Sanchez Toledo et Veillon (1), après avoir rasé la peau de cobayes, ont frotté la surface cutanée rasée avec des tampons imprégnés de cultures pures du bacille du tétanos : les résultats de ces expériences ont été nuls.

b) Lorsque la peau est lésée, le tétanos devient possible quand certaines conditions se réalisent. Sanchez Toledo et Veillon pratiquant de petites scarifications *très superficielles*, sur la peau du ventre du cobaye les arrosent avec une culture pure du bacille du tétanos ; plus de la moitié des animaux inoculés de cette façon restent bien portants. Les insuccès s'expliquent évidemment par la nature de la lésion, ainsi que le démontre la mort des animaux témoins inoculés dans le tissu cellulaire sous-cutané, ainsi que le prouve aussi le succès constant des inoculations faites avec des cultures par voie hypodermique. Le caractère superficiel des lésions cutanées doit donc être pris en considération, le libre accès de l'air gênant le développement du bacille de Nicolaïer qui, comme on le sait, est anaérobie. Et ce n'est pas là une simple hypothèse : le rôle de l'influence atmosphérique peut être démontré expérimentalement : vient-on à scarifier superficiellement la peau du ventre de deux séries de cobayes pour arroser ensuite les plaies avec des cultures tétaniques, si on recouvre les blessures des cobayes de l'une des deux séries avec du collodion ou de la baudruche, on voit tous ces cobayes contracter le tétanos, tandis que les animaux dont les blessures restent exposées à l'air ne contractent pas tous la maladie.

c) Enfin, lorsque la plaie, tout en étant superficielle est en même temps très étendue, l'infection a beaucoup de chances de se faire, quoique la plaie soit béante et exposée à l'air : le bacille

____
(1) SANCHEZ TOLEDO et VEILLON, *loc. cit.*

peut alors trouver dans quelque anfractuosité de la plaie un point sur lequel il pourra se développer à l'abri de l'air. Toutes ces expériences ont été faites par MM. Sanchez Toledo et Veillon.

2° *Tissu cellulaire sous-cutané.* — Les inoculations sous-cutanées du virus tétanique sont celles qui engendrent le plus facilement le tétanos : c'est en introduisant de la terre dans de petites poches sous-cutanées que Nicolaïer produisit le premier le tétanos expérimental.

3° *Muqueuses.* — α) Voies digestives. — Sormani (1) et Sanchez Toledo et Veillon (2) ont pu nourrir, pendant longtemps, des animaux avec des aliments mélangés à des cultures du bacille du tétanos sans observer chez ces animaux des phénomènes tétaniques. Ajoutons que l'absorption par l'estomac des toxines du tétanos ne donne non plus lieu à aucun symptôme tétanique.

β) Voies respiratoires. — Sormani (3) a démontré que le bacille du tétanos pouvait pénétrer impunément dans les voies respiratoires : des expériences faites sur des animaux le prouvent. Ces bacilles peuvent également être injectés dans l'arbre bronchique sans produire le tétanos ; Sanchez Toledo et Veillon ont introduit plusieurs gouttes d'une culture pure du bacille de Nicolaïer dans le nez ou dans la trachée d'un animal sans le rendre tétanique.

γ) Conjonctive. — Les mêmes auteurs que nous venons de citer ont pu arroser impunément la conjonctive avec des cultures tétaniques pures sans voir survenir aucun phénomène nerveux.

4° *Injections intra-veineuses.* — Les recherches des auteurs qui ont fait des inoculations par voie intra-veineuse doivent être divisées en deux catégories :

α) Expériences faites avec des liquides ou des émulsions d'organes pris chez des tétaniques : ces expériences faites par Arloing et Tripier (pus et sang), Nocard (émulsion de bulbe et liquide céphalo-rachidien), Rosenbach (sang) etc. ont toujours donné des résultats négatifs ou douteux.

(1) Sormani, *Riforma Medica*, avril 1881 ... n Centralb. f. Bakt., 1889, n° 5, p. 139. — (2) Sanchez Toledo et Veillon, *loc. cit.* — 3) Sormani, *Riforma Medica*, janvier 1890.

β) Expériences faites avec des cultures pures ; ce procédé employé par Kitasato, Tizzoni, Cattani et Baquis et Babès et Puscariu a toujours donné des résultats positifs. Une objection pourrait être faite aux expériences de ces auteurs. En pratiquant des inoculations intra-veineuses ces auteurs n'ont-ils pas en réalité infecté l'animal par voie sous-cutanée. C'est possible, mais MM. Sanchez Toledo et Veillon ont pu arriver par une expérimentation très soignée à se mettre à l'abri d'une pareille critique et leurs injections ont produit le tétanos (1).

5° *Injections intra-péritonéales.* — Ce genre d'inoculation peut donner des résultats positifs. Larger a inoculé, de cette manière, à des lapins le produit du raclage d'un clou tétanique ; Sanchez Toledo et Veillon ont employé des cultures pures du bacille du tétanos et leurs injections donnèrent des résultats positifs ; Verhoogen et Baërt, en inoculant à des grenouilles, par voie intra-péritonéale des cultures tétaniques pures, ont déterminé le tétanos chez ces animaux.

6° *Injections intra-crâniennes.* — L'injection du virus tétanique sous la dure-mère paraît être un des meilleurs procédés d'inoculation du tétanos. C'est qu'en effet dans ces conditions le bacille est placé dans un milieu où ses propriétés anaérobies ne sont point entravées par l'action de l'air, et les toxines sécrétées par le bacille sont mises directement en contact avec les organes qui sont les plus sensibles à leur action : les centres nerveux. Quand, au contraire, on fait pénétrer le virus tétanique dans l'organisme par voie sous-cutanée, les toxines élaborées au point d'inoculation sont entraînées par le torrent circulatoire et se répartissent ainsi dans diverses parties de l'organisme ; la quantité de ces toxines qui parvient aux centres nerveux peut donc être parfois insuffisante pour provoquer le tétanos.

Cette action comparée des effets produits par l'inoculation sous-cutanée et l'inoculation sous la dure-mère a été très bien établie par Verhoogen et Baërt (2). Nombreux sont les expérimentateurs qui ont choisi cette voie pour déterminer expérimentalement l'infection tétanique. En ce faisant Kirmisson, Lanne-

---

(1) Sanchez Toledo et Veillon, *loc. cit.* — (2) Verhoogen et Baërt, *loc. cit.*

grace et Forgue ont vu leurs expériences échouer, mais des résultats positifs ont été obtenus par d'autres auteurs : Kitasato, di Vesta, Shakespeare, Ballance et Lingard, Pla, Dor, et Verhoogen et Baërt.

7° *Injections dans la moelle épinière.* — Ce procédé a été appliqué avec succès par Ferrari en employant des cultures faites avec le sang et le liquide céphalo-rachidien de sujets tétaniques.

8° *Injections dans le canal rachidien.* — Carle et Rattone ont pu provoquer le tétanos en inoculant dans le canal rachidien une émulsion de tissus pris dans la plaie d'un tétanique.

9° *Injections dans les gros troncs nerveux.* — Des résultats positifs ont été obtenus par Carle et Rattone en faisant des inoculations dans la gaîne du sciatique, mais en suivant le même procédé Nocard et Ferrari n'ont eu que des insuccès.

10° *Injections dans les masses musculaires.* — En injectant dans l'épaisseur des muscles une émulsion faite avec des tissus pris dans la plaie d'un tétanique, Carle et Rattone ont pu déterminer le tétanos.

11° *Injections dans la chambre antérieure de l'œil.* — Nocard a échoué en faisant des inoculations dans la chambre antérieure de l'œil. Des inoculations pratiquées d'après ce procédé, avec des cultures pures du bacille de Nicolaïer, ont donné des résultats à MM. Sanchez Toledo et Veillon.

C. SYMPTOMATOLOGIE. — 1° *Incubation.* — La longueur de la période d'incubation du tétanos expérimental dépend de plusieurs éléments : il faut, en effet, tenir compte : (a) de la substance inoculée (terre, pus, tissus divers, cultures, toxines, etc.), (b) de la région dans laquelle est faite l'inoculation (tissu cellulaire sous-cutané, dure-mère, etc.), (c) du degré de virulence de la substance employée (voir chapitre : Atténuation et exaltation du virus tétanique), (d) de l'animal sur lequel on opère. On peut cependant poser en principe que l'incubation est plus longue chez le lapin que chez le cobaye ou la souris. Chez le premier de ces animaux l'incubation moyenne est de 24 à 36 heures ; chez le cobaye et la souris de 12 à 18 heures. Hâtons-nous cependant d'ajouter que l'on a observé chez le lapin une période d'incubation de trois à quatre jours (Nicolaïer, Carle et Rattone) ou de moins d'un jour (Shakespeare). Pour la souris nous trouvons un jour (Kitasato) et un jour et demi (Nicolaïer) ; pour le cobaye un à deux jours (Bossano) et trois jours (Nocard). Il est bon dans l'expérimentation de tenir compte de ces durées d'incubation très variables et parfois exceptionnellement longues.

2° *Symptômes.* — La fin de la période d'incubation est marquée par l'apparition de la contracture : les premiers muscles atteints sont *presque toujours* ceux qui correspondent à la région dans laquelle a été faite l'inoculation : c'est là un fait qui a été constaté par tous les expérimentateurs. Mais quelle que soit la masse musculaire atteinte primitivement les contractures se généralisent rapidement dans la plupart des cas, sauf chez le lapin où elles restent parfois localisées pendant un temps relativement long au membre au niveau duquel a été faite l'inoculation. Si nous prenons le lapin comme animal inoculé, voici ce qu'on observe, dans la grande majorité dès cas, suivant la région inoculée.

α) Prenons le cas où l'inoculation a été faite au niveau de la racine de la queue : un des membres postérieurs se raidit d'abord, et en faisant bien attention on peut s'apercevoir que la blessure opératoire se rapproche davantage de ce membre que de l'autre ; au bout de quelques heures la contracture s'étend à l'autre membre : l'animal se meut alors difficilement à l'aide de ses membres antérieurs en traînant le train postérieur. Les parties antérieures se prennent à leur tour, ainsi que les muscles de la nuque et du dos et bientôt tout le corps est arqué dans la région dorsale, en opisthotonos.

β) Lorsque l'inoculation est faite dans le voisinage de l'un des membres antérieurs, la contracture débute encore par le membre qui se rapproche le plus du point inoculé, et l'animal se recourbe souvent du côté où a été faite l'inoculation. Au bout d'un temps variable la contracture gagne progressivement le membre antérieur homologue et les membres postérieurs et peu à peu toutes les autres masses musculaires : les membres sont alors dans l'extension forcée. Le trismus, presque constant chez le cobaye, fait souvent défaut chez le lapin. Quelle que soit la région au niveau de laquelle a été faite l'inoculation, dès que les contrac-

tures se sont généralisées l'aspect de l'animal tétanique est typique: le corps tout entier courbé en opisthotonos, la tête ren-
versée en arrière, l'animal, incapable de se tenir debout se tient
couché sur le côté, immobile, pendant le temps qui s'écoule
entre deux accès. Ceux-ci sont provoqués par la moindre excitation extérieure : un léger courant d'air, une petite secousse
imprimée à la cage dans laquelle l'animal est logé ; le corps de
l'animal est alors secoué par des spasmes d'une violence extrême pendant lesquels l'extension des membres s'exagère, et la
respiration devient de plus en plus difficile.

« Arrivée à ce point, la maladie, dit Bossano (1), peut sui-
» vre deux cycles bien différents. Dans le premier, qui est le
» plus fréquemment observé, nous voyons les convulsions de-
» venir très violentes et très rapprochées puis cesser brusque-
» ment pour faire place à un état comateux qui dure plusieurs
» heures et se termine par la mort. La dyspnée augmente au
» moment de l'apparition du coma et l'animal succombe as-
» phyxié. Dans le second cas les convulsions sont plus espacées
» et la mort survient subitement au milieu d'un spasme plus
» violent que les autres, sans phénomènes asphyxiques bien
» caractérisés ».

La température a été étudiée par divers auteurs. Carle et Rattone l'ont vue s'élever pendant les convulsions. Nicolaïer a également noté une légère hyperthermie. Bossano a vu la température
rectale descendre sensiblement à partir du début des contractures, tomber brusquement à 28° ou 29° quelques instants avant
la mort et rester stationnaire en ce point. Enfin Sanchez Toledo
et Veillon n'ont pas pu obtenir de résultats précis à ce sujet : ils
ont noté de l'hyperthermie chez certains animaux, de l'hypo-
thermie chez d'autres. Dans tous les cas, pas plus que Bossano,
ils n'ont pas observé d'hyperthermie après la mort.

La quantité d'urine émise diminue considérablement dès l'apparition des contractures, phénomène qui paraît tenir soit à une
paralysie de la vessie, soit à une contracture du sphincter du
col vésical mais pas à une diminution de la sécrétion urinaire,
la vessie ayant toujours été trouvée à l'autopsie pleine d'urine.

(1) Bossano, *Revue de méd.*, fév. 1889.

(Bossano). Cette urine peut contenir parfois de l'albumine (Bossano), ce corps de même que le sucre ne se trouverait pas dans l'urine des animaux tétaniques d'après Sanchez Toledo et Veillon.

Chez le cobaye, Bossano a pu constater parfois, 10 à 12 heures avant la mort, une dilatation considérable de la pupille et surtout du strabisme divergent. Ce dernier phénomène a été noté surtout chez les cobayes qui succombaient dans le coma. C'est là, en effet, un signe que l'on constate chez l'homme tétanique lorsque le diagnostic s'assombrit.

3° *Durée et terminaison.* — La durée du tétanos expérimental est très variable : l'animal peut dans certains cas succomber au bout de 24 à 48 heures, mais il n'est pas rare d'observer une durée plus longue, particulièrement chez le lapin (Rietsch, 4, 5 et 6 jours). La terminaison du tétanos expérimental se fait comme nous l'avons dit plus haut.

4° *Autopsie.* — A l'autopsie d'animaux morts tétaniques, on constate de la congestion pulmonaire, des ecchymoses sous-pleurales, des noyaux d'apoplexie pulmonaire ; les cavités droites du cœur sont distendues par une grande quantité de sang noir. Chez la souris, Nicolaïer a noté une forte tuméfaction de la rate.

Chez les animaux inoculés avec de la terre on trouve dans la poche d'inoculation une petite quantité de pus : mais une fois la plaie nettoyée, on voit que les tissus environnants sont dans leur état normal. Dans les préparations microscopiques faites avec ce pus on voit, à côté d'autres micro-organismes, de nombreux bacilles de Nicolaïer. Mais lorsque l'inoculation a été faite avec une culture pure, les désordres locaux sont à peine perceptibles : c'est tout au plus si l'on observe une légère suffusion sanguine et un peu d'œdème sanguinolent. Quelques heures après l'inoculation d'une culture pure, on ne trouve plus de bacilles de Nicolaïer dans la plaie. Ce bacille n'est donc pas pyogène, et si la plupart du temps les plaies des tétaniques renferment du pus, c'est que ces plaies contiennent d'autres microbes que celui du tétanos.

CRITIQUE DU TÉTANOS EXPÉRIMENTAL. — Bien qu'il soit généralement admis aujourd'hui que le tétanos humain et le tétanos expérimental constituent une seule et même maladie, il est utile pensons-nous de répondre ici aux divers arguments que l'on pourrait être tenté d'invoquer pour mettre en doute l'identité morbide de ces deux états pathologiques.

1° La période d'incubation, qui est en moyenne de 7 jours chez l'homme, n'est que de 24 à 36 heures chez le lapin et plus courte encore chez le cobaye et la souris. On pourrait évidemment faire observer, en réponse à cette objection, que la période d'incubation du tétanos chez l'homme peut durer moins de 7 jours et que chez l'animal elle peut dépasser, dans certains cas, la limite que nous lui avons assignée : ce fait a été constaté tout à la fois par les cliniciens et par les expérimentateurs. Mais point n'est besoin d'avoir recours à un pareil argument : la différence que l'on observe dans la période d'incubation du tétanos tient à ce que l'animal est plus sensible que l'homme aux toxines du tétanos. L'action d'un corps qui possède des propriétés analogues à celles de ces toxines, la strychnine, nous fournit l'explication du phénomène en question ; une injection hypodermique de un demi milligramme de strychnine est mortelle pour le lapin (Nothnagel et Rossbach) tandis que cette dose passe inaperçue chez l'homme. On conçoit dès lors que la quantité de toxines produite en 24 ou 36 heures suffise pour déterminer des phénomènes tétaniques chez le lapin tandis que cette même dose sera insuffisante pour impressionner les centres nerveux de l'homme.

2° Le tétanos chez l'homme débute par le trismus, quel que soit le siège de la blessure ; chez l'animal au contraire, les contractures débutent par le membre inoculé. Mais ce n'est pas là une règle absolue, peut-on répondre : le tétanos expérimental peut, en certains cas, débuter autrement que par la contracture des muscles de la région dans laquelle a été faite l'inoculation. Ainsi Verhoogen et Baërt ont observé chez un lapin inoculé à l'abdomen de la contracture de tous les muscles excepté des muscles abdominaux. D'autre part le tétanos peut s'annoncer quelquefois chez l'homme par des contractures intéressant les muscles de la région blessée et le trismus n'apparaître que plus tard. C'est ce qui arrive dans les cas de tétanos céphalique où l'on voit la contracture frapper la face dès le début du tétanos lorsque la blessure siège sur cette partie du corps. Verhoogen et Baërt mentionnent, à ce sujet, les observations cliniques de Stairs (1), Morgand (2), Buttin (3), Macnamara (4), Dickinson et Pollock (5), Foot (6), Nakiewell (7), Carre (8), Berkhahn (9), Messer (10) et Cortella (11), dans lesquelles on voit les spasmes débuter par la région blessée (langue, bras, avant-bras, anus, cuisse, etc.).

Le tétanos équin offre la même particularité. C'est ainsi que Friedberger (12) note l'absence du trismus initial chez deux chevaux tétaniques. On voit donc combien peu importante est la différence observée dans la localisation des premiers symptômes tétaniques suivant qu'il s'agit de l'homme ou de l'animal.

3° Un certain nombre d'inoculations ont échoué. Les insuccès éprouvés par divers auteurs en cherchant à reproduire expérimentalement le tétanos tiennent surtout aux conditions défectueuses d'expérimentation dans lesquelles ces auteurs se sont placés. Les résultats négatifs de leurs expériences peuvent s'expliquer par l'une des raisons suivantes :

1° On a attendu trop longtemps avant d'inoculer les tissus pris dans la plaie et l'on a ainsi laissé à l'oxygène de l'air le temps d'altérer la virulence primitive de ces tissus.

2° On s'est servi de tissus divers pris en dehors de la plaie dans des cas où la bacillémie avait été insignifiante ou nulle.

3° On a injecté la matière tétanifère dans un milieu peu propice au développement du bacille tétanique : le sang par exemple.

4° On a, par des manœuvres diverses, détruit, avant l'inoculation, le principe actif (bacille ou ptomaïne) que contenaient primitivement les matières qui ont servi à instituer les expériences.

5° Le bacille de Nicolaïer n'est pas en cause : il est présent dans certaines substances dont l'inoculation a donné des résul-

(1) Stairs, *Med. Record*, 15 août 1885. — (2) Morgand, in *Poland's Home Surgery*, vol. 1, p. 314. — (3) Buttin, *The Lancet*, 1883, p. 594, vol. 1. — (4) Macnamara, *Harris' med. Record*, July 1884. — (5) Dickinson and Pollock, *The Lancet*, 1886, p. 896, vol. II. — (6) Foot, *Dublin journ. of. med. Sc.*, 1872, p. 181. — (7) Nakiewell, *The Lancet*, 1878, vol. 1, p. 314. — (8) Carre, *The Lancet*, 1878, vol. 1 p. 565. — (9) Birkhahn, *Berl. klin. Woch.*, 1885, n° 44. — (10) Messer, *The Lancet*, 1885, vol. II, p. 659. — (11) Cortella, *Gaz. degli ospitali*, 1888, n° 95. — (12) Friedberger, *Deutsche Zeitsch. f. Thiermed.*, 1888.

lats négatifs (Flugge, Wyssokowitch) (1), Morisani (2), Leblanc (3); il faisait complètement défaut dans certains autres tissus dont l'inoculation a produit le tétanos (Verhoogen et Baërt).

A cet argument on peut répondre qu'il ne suffit pas d'introduire un bacille dans l'économie pour lui voir produire des effets positifs. Verhoogen et Baërt (4) ont démontré que certaines conditions sont indispensables pour que le bacille tétanique puisse se développer dans l'organisme : la plus importante est l'absence d'oxygénation de la matière tétanifère inoculée : « Qu'on laisse la matière infectante, disent ces auteurs, en con- » tact avec l'air pendant un temps suffisant ; qu'il y ait hémor- » rhagie dans la plaie opératoire ou que celle-ci soit mal fermée » et l'on s'expose alors à n'inoculer que des bacilles inactifs ».

Comme le dit avec beaucoup de raison Arloing « pour cer- » tains microbes les effets produits dépendent de l'état des tissus » qui les contiennent ».

II°. — Preuves bactériologiques.

A. Morphologie et cultures du bacille tétanique. — Nous diviserons l'étude de cette question en trois périodes :

1° Prédécesseurs de Nicolaïer ; 2° de Nicolaïer à Kitasato ; 3° de Kitasato à nos jours.

Première période. *Prédécesseurs de Nicolaïer.* — Brower (5) et Curtis (6) annoncent, en 1882, qu'ils ont constaté la présence de bactéries spéciales de forme sphérique dans le sang de plusieurs individus atteints de tétanos. Carle et Rattone (7) ont trouvé dans le pus de la plaie d'un tétanique des microcoques et des bacilles, sur lesquels ils n'ont fourni aucun détail.

Deuxième période. *De Nicolaïer à Kitasato.* — Nicolaïer (8) décrivit en 1884, dans les conditions que l'on connaît, le bacille tétanique, qu'il trouva mélangé à un grand nombre d'autres micro-organismes dans le pus de la poche d'inoculation de di-

(1) Wyssokowitch, cité par Widenmann, *loc. cit.* — (2) Morisani, *loc. cit.* — (3) Leblanc, *Journal de méd. de Paris*, janv. 1889. — (4) Verhoogen et Baert, *loc. cit.* — (5) Brower, *loc. cit.* — (6) Curtis, *loc. cit.* — (7) Carle et Rattone, *loc. cit.* — (8) Nicolaier, *loc. cit.*

vers animaux devenus tétaniques après avoir été inoculés avec de la terre. Ce bacille est grêle, un peu plus long et plus épais que les bacilles de la septicémie décrits par Koch et se colore facilement par la fuschine. Les tentatives faites par Nicolaïer pour obtenir des cultures pures de ce bacille ne donnèrent aucun résultat.

Les ensemencements faits sur plaques de gélatine à la température ordinaire restèrent stériles. Les résultats furent meilleurs en faisant des ensemencements dans la profondeur du sérum coagulé, maintenu pendant deux ou trois jours à la température de l'étuve d'incubation. Mais ces cultures renfermaient toujours, à côté du bacille en question, un grand nombre d'autres micro-organismes.

Malgré cet échec Nicolaïer, se basant surtout sur les résultats positifs qu'il avait obtenus en faisant des inoculations avec ces cultures, conclut que le tétanos était dû à l'action de ce bacille affectant la forme d'un fin bâtonnet dont une des extrémités présente d'abord un petit renflement qui se colore facilement et plus tard une spore qui ne se colore qu'avec beaucoup de difficultés. Il pense que ce bacille est anaérobie.

Rosenbach (1) trouva, dans la substance prise sur l'homme tétanique qui servit à installer les expériences que nous avons citées plus haut, les fins bacilles avec spores décrits par Nicolaïer : ces bacilles ont la forme d'une épingle ou d'une baguette de tambour. Pas plus que Nicolaïer, Rosenbach ne put obtenir des cultures pures du bacille décrit par cet auteur : il le considère cependant comme la cause du tétanos.

Doyen (2) (de Reims), en 1886, constata la présence de plusieurs micro-organismes (staphylocoques, streptocoques, bâtonnets), dans le pus et dans divers organes de sujets atteints de tétanos, mais il n'a jamais rencontré dans ces cas le bacille de Nicolaïer. Ferrari (3), ayant fait des cultures en agar et en gélatine avec le sang d'une femme devenue tétanique à la suite d'une ovariotomie, constata au bout de quelques jours que ces cultures renfermaient de nombreux staphylocoques et quelques rares bacilles qui n'a-

(1) Rosenbach, *loc. cit.* — (2) Doyen (de Reims), *loc. cit.* — (3) Ferrari, *loc. cit.*

vaient pas de forme bien caractéristique. Pour cet auteur la cause du tétanos réside dans les staphylocoques qu'il a observés dans ses cultures.

Hochsinger (1) a fait avec le pus de la plaie et avec du sang d'un malade tétanique des cultures en agar et en sérum. Quelques-unes de ces cultures furent faites en piqûre, d'autres en surface. Ces dernières restèrent stériles, mais les cultures en piqûre renfermaient déjà après trois jours de séjour à l'étuve à 37° des bacilles en forme de baguette de tambour. Ces bacilles étaient surtout abondants dans les cultures en sérum. Ces cultures servirent à ensemencer d'autres, mais une seule des cultures filles donna des résultats satisfaisants.

Bonome (2) a rencontré également le bacille de Nicolaïer dans la sérosité de la plaie de plusieurs tétaniques. Cet auteur a essayé d'obtenir des cultures pures de ce bacille, mais toutes les tentatives qu'il a faites dans ce sens ont échoué.

Nocard (3) a retrouvé ce même bacille dans le pus de la plaie d'animaux qui avaient succombé au tétanos expérimental. Vanni et Giarre (4) ont constaté dans le sang de tétaniques de rares bacilles et des granulations sphériques de très petit volume qui se laissaient facilement colorer par l'aniline. Les ensemencements faits en gélatine, en agar, et en sérum contenaient divers micro-organismes parmi lesquels se trouvait le bacille en forme de baguette de tambour. Le même bacille fut retrouvé dans le tissu nerveux et dans les parois des vaisseaux d'animaux morts tétaniques.

Ohlmuller et Goldschmidt (5) firent, avec le sang du cœur et de la rate ainsi qu'avec le pus de la plaie d'un tétanique, des cultures en sérum coagulé qui furent placées à l'étuve à 38°. Seules les cultures en sérum donnèrent des résultats positifs : dès le lendemain de l'ensemencement ces cultures contenaient des bacilles tétaniques, des bâtonnets très épais et des streptocoques. Au bout de trois jours les bacilles à spore terminale incolore prédominaient dans le sérum fluidifié. En chauffant ces cultures

(1) Hochsinger, *loc. cit.* — (2) Bonome, *loc. cit.* — (3) Nocard, *loc. cit.* — (4) Vanni et Giarre, *Le Sperimentale*, Firense, t. LIX, p. 617, 1887 et In Colin, *loc. cit.* — 5) Ohlmuller et Goldschmidt, *loc. cit.*

pendant cinq minutes à 100° et en faisant de nouvelles cultures en sérum, ces dernières ne contenaient plus de streptocoques, mais elles contenaient encore, en même temps que le bacille de Nicolaïer, des bâtonnets gros et épais.

Beumer (1) a trouvé le bacille de Nicolaïer dans les produits de raclage de la plaie d'un malade atteint de tétanos. Il est très affirmatif sur le rôle que joue ce bacille dans la production du tétanos. Il base son opinion sur les essais de culture qu'il a faits. En effet quand on a abandonné pendant quelques jours à la température du corps des tubes de sérum coagulé, ensemencés avec le pus de la plaie d'un tétanique, il se fait dans ces tubes un développement de bactéries qui liquéfient complètement le sérum au bout de six à huit jours après l'ensemencement. Ces cultures exhalent alors une odeur de putréfaction très marquée. Si on examine ce liquide, qui provoque toujours le tétanos par inoculation, on y trouve deux espèces de bacilles : l'un de ces bacilles très épais et assez long peut être facilement isolé par des cultures en plaque ; l'autre, en tout point analogue à celui décrit par Nicolaïer, ne peut pas être obtenu à l'état de pureté. Les cultures pures du premier de ces bacilles n'ont aucun effet pathogène sur les animaux : c'est à l'action de ce bacille qu'est due la liquéfaction du sérum. Il est facile de conclure de ce qui précède que c'est bien le bacille de Nicolaïer qui est la cause du tétanos : ce bacille n'a pas pu être obtenu à l'état de pureté parce qu'il est peut être anaérobie ou bien parce qu'il ne peut se développer que sur un terrain préalablement préparé par les microbes de la putréfaction.

Lampiasi (2) a fait des cultures avec le sang d'un homme et de deux mulets tétaniques : ces cultures ont permis à cet auteur de constater que le microbe du tétanos peut affecter des formes différentes suivant le milieu dans lequel il se développe et suivant la phase de son développement à laquelle on l'étudie. Arrivé à la fin de son évolution il se présente sous la forme d'un bacille droit, long de 2 à 4 µ et large d'environ 1 µ. Il est parfois fusiforme et d'aspect granuleux et ses mouvements sont carac-

(1) BEUMER, *loc. cit.* — (2) LAMPIASI, Congrès de chirurgie de Naples, *Bull. méd.*, 1888, p. 440.

téristiques. Sur l'agar et sur la gélatine ce bacille donne des colonies blanchâtres ayant l'aspect d'une tache de cire.

Reuter (1) a trouvé dans des cultures en sérum, faites avec du pus d'un tétanique, des bactéries analogues à celles de la septicémie des souris, mais un peu plus volumineuses.

Belfanti et Pescarollo (2) annoncent en 1888, à l'Académie de médecine de Turin, qu'ils ont réussi à cultiver un micro-organisme spécial produisant chez les animaux auxquels on l'inocule des phénomènes paralytiques plus ou moins étendus et parfois des convulsions quelques heures avant la mort. Ce micro-organisme est un petit bâtonnet, plus long que large, ressemblant au bacille du choléra des poules. Il est un peu arrondi à l'une de ses extrémités et très mobile, même à la température de 23°. Il ne communique pas de mauvaise odeur aux cultures et son action est la même lorsqu'on l'inocule sous la peau que lorsqu'il pénètre dans l'organisme par l'estomac.

Dans le pus de la poche d'inoculation d'animaux morts après avoir été inoculés avec des cultures pures de ce bacille, on retrouve ce même bacille mélangé à un autre microbe qui ressemble à celui de Nicolaïer. Ces auteurs paraissent admettre que ces deux bacilles sont identiques : si leur forme n'est pas toujours la même, cela tient au milieu dans lequel ils se développent.

Belfanti et Pescarollo admettent également que les résultats positifs obtenus par divers expérimentateurs en faisant des inoculations avec des tissus pris chez des tétaniques ailleurs que dans la plaie sont dus à l'action de leur bacille : ce dernier conserverait dans ces milieux la forme qu'ils lui ont assignée et ne se présenterait sous la forme d'une baguette de tambour que lorsqu'il se développe dans une plaie.

Dall'Aqua et Parietti (3) ont trouvé dans des cultures faites avec du pus pris chez un tétanique au niveau de la plaie deux sortes de micro-organismes anaérobies, l'un court, épais, fusiforme, muni de spores ovales médianes ou terminales ; l'autre mince, svelte, et pourvu de spores terminales arrondies.

(1) REUTER, *loc. cit.* — (2) BELFANTI et PESCAROLLO, *Centralbl. f. Bakt.*, vol. IV, n° 17, 1888, et in BOSSANO, *loc. cit.*, p. 13. — (3) DALL'AQUA et PARIETTI, *loc. cit.*

Le premier de ces bacilles, qui ne serait autre que le *clostri-dum fœtidum Liborii*, putréfie le sérum mais il n'est pas doué de propriétés tétanigènes ; le second serait le bacille de Nicolaïer : il détermine le tétanos par inoculation.

Leydel (1) a fait des cultures en sérum de bœuf coagulé, avec la sérosité de la plaie d'un homme atteint de tétanos. Ces cultures renfermaient deux sortes de bactéries : un bâtonnet très court et un bacille analogue à celui de Nicolaïer ; ce dernier était surtout abondant au fond des tubes de sérum liquéfié. Tizzoni et Mlle Cattani (2) (de Bologne) ont pu retirer de cultures en sérum ensemencées avec le pus de la plaie d'un tétanique trois genres de micro-organismes différents : un streptocoque, un diplocoque analogue à celui de Frænkel, et un bacille identique au bacille de Nicolaïer. Les cultures de ces différents bacilles s'épuisent rapidement dans le sérum.

En somme depuis la découverte de Nicolaïer, les auteurs qui ont cherché à vérifier les expériences de cet auteur, tout en n'obtenant que des résultats incertains, s'accordent presque tous pour reconnaître que le bacille de Nicolaïer est bien l'agent pathogène du tétanos. Mais pour que ce fait fut démontré d'une manière évidente il fallait obtenir ce bacille à l'état de pureté : nous avons vu quels ont été jusqu'à présent les résultats des expériences faites dans ce sens.

TROISIÈME PÉRIODE. *De Kitasato à nos jours.* — Le problème de l'isolement du bacille de Nicolaïer a été heureusement résolu par Kitasato (3). C'est au mois d'avril 1889, au Congrès de la Société allemande de chirurgie, que cet auteur annonça qu'en employant la méthode anaérobie, il était parvenu à obtenir des cultures pures et virulentes du bacille de Nicolaïer.

Les expériences de Kitasato furent installées avec le pus de la plaie d'un homme devenu tétanique après avoir pansé cette plaie avec des toiles d'araignées prises dans une écurie. Les cultures faites avec ce pus contenaient, outre le bacille de Nicolaïer, quinze autres espèces de micro-organismes : trois anaérobies, cinq facultatifs et sept aérobies. Les inoculations faites avec les

---

(1) LEYDEL, *Deutsche milit. Zeitschl.*, t. 4, p. 163, 1889. — (2) TIZZONI et CATTANI, *loc. cit.* — (3) KITASATO, *loc. cit.*

cultures pures de ces divers bacilles ne provoquèrent jamais le tétanos : ce résultat ne fut atteint qu'en inoculant des cultures pures du bacille de Nicolaïer.

Pour obtenir ces cultures Kitasato ensemença des tubes de sérum coagulé avec le pus de l'homme tétanique et les laissa pendant 48 heures à l'étuve à 38°. Il s'assura alors que les cultures renfermaient le bacille de Nicolaïer, après quoi il soumit ces cultures pendant 3/4 d'heure à une température de 80° : il les inocula ensuite à divers animaux qui devinrent tétaniques. Une certaine quantité de gélatine liquide ensemencée avec ces cultures fut ensuite versée en partie sur des plaques et en partie dans des vases en verre à fond plat dans lesquels on fit passer un courant d'hydrogène : après les avoir fermés à la lampe ces vases furent placés à l'étuve à 20°. Au bout d'une semaine on voyait déjà quelques colonies dans ces vases, mais aucun développement ne s'était fait sur les plaques. En examinant ces colonies, Kitasato constata qu'elles renfermaient des bâtonnets, plus petits que ceux de l'œdème malin, tantôt isolés, tantôt réunis en longs filaments. Des cultures anaérobies en agar et en bouillon faites avec ces colonies se montrèrent très virulentes : elles contenaient ces mêmes bâtonnets munis d'une spore terminale incolore.

Le développement du bacille de Nicolaïer, qui est complètement arrêté par l'acide carbonique, se fait très rapidement en présence de l'hydrogène : ces bacilles peuvent se cultiver très facilement dans l'agar, la gélatine peptonisée, et le bouillon, à la condition que ces milieux soient légèrement alcalins. Ils liquéfient lentement la gélatine en produisant un faible dégagement de gaz. Mais ils ne liquéfient ni l'agar, ni le sérum. Si l'on ajoute à l'agar ou à la gélatine 1 1/2 ou 2 0/0 de glucose, ces bacilles se développent avec une grande rapidité et leur développement atteint son maximum d'intensité lorsqu'on ajoute, au milieu nutritif, 1 0/00 d'indigo sulfate de soude ou bien 5 c. c. de teinture bleue de tournesol par 100 c. c. de milieu nutritif.

Ces diverses cultures exhalent une odeur caractéristique : elles ne perdent pas leur virulence quand on les transplante.

Les colonies du bacille de Nicolaïer ont, au premier aspect, une certaine analogie avec celles du *bacillus subtilis* : comme ces dernières, elles offrent un centre épais et foncé entouré d'une auréole de petits rayons s'étendant également dans tous les sens. Cette ressemblance n'existe plus quand la colonie est un peu ancienne : le centre foncé devient de moins en moins apparent et finit par disparaître complètement : la colonie n'est dès lors plus représentée que par quelques rayons isolés et offre alors l'aspect d'une colonie de moisissure.

Dans les cultures faites par piqûre en gélatine, les bacilles tétaniques commencent à se développer à une profondeur d'environ deux travers de doigt au-dessous de la surface libre de la gélatine, dont ils se rapprochent de plus en plus à mesure que la culture vieillit. Le développement se fait le long du trajet de l'aiguille sous la forme d'un nuage disposé d'une manière très élégante autour de la piqûre.

Les bacilles de Nicolaïer se développent rapidement à la température de 36° à 38° et forment des spores après trente heures de séjour à l'étuve. Dans les cultures en gélatine soumises à une température de 20° à 25° ils n'apparaissent que vers le quatrième jour et les spores ne se forment qu'au bout de huit jours, au moment où la couche superficielle de la gélatine est en partie liquéfiée. Ces bacilles ne se forment pas lorsque la température est inférieure à 14°.

Dans les cultures en gélatine exposées à une température de 14° à 16°, les bacilles du tétanos se présentent sous la forme de petits bâtonnets droits, isolés ou réunis en longs filaments et pourvus d'un léger renflement à l'une de leurs extrémités. Mais dès que la température est un peu plus élevée, on voit apparaître à l'une des extrémités du bâtonnet une spore arrondie et assez volumineuse : le bacille offre alors l'aspect d'une épingle.

A l'état de bâtonnets sans spore ces bacilles ont des mouvements caractéristiques très nets mais très lents : ces mouvements sont surtout visibles quand la température a été maintenue pendant quelque temps à 38°, ils cessent dès qu'apparaît la spore.

Les bacilles en question peuvent se colorer par les procédés usuels de coloration et ne se décolorent pas par la méthode de

Gram. Le procédé de Zeihl peut être appliqué aux bacilles munis de spores.

Belfanti et Pescarollo (1), sans connaître encore les recherches de Kitasato, publient au mois de mai 1889 une série d'expériences installées avec de la terre cultivée : ces auteurs ont trouvé dans le pus de la poche d'inoculation des animaux inoculés avec cette terre le bacille qu'ils ont précédemment décrit ainsi que des bacilles de Nicolaïer.

Ces auteurs cherchèrent à faire avec ce pus des cultures anaérobies en employant le procédé suivant : des grands tubes de sérum liquide ensemencé avec le pus furent fermés à la lampe et soumis pendant quelques minutes à une température de 70°. En transportant dans des tubes analogues les colonies qui s'étaient formées dans ces derniers, ils obtinrent des cultures qui renfermaient, outre le bacille qu'ils ont décrit, deux autres espèces de micro-organismes : un bacille semblable à celui de Nicolaïer et un autre qui se rapproche beaucoup du bacille saprogène n° 1 de Rosenbach, ce dernier liquéfie le sérum et lui communique une forte odeur de putréfaction.

Ces auteurs firent alors de nouvelles cultures anaérobies en suivant une autre méthode. Un godet contenant du sérum solide fut ensemencé avec une culture renfermant les trois bacilles indiqués plus haut et mis à l'étuve à 37° dans un dessiccateur contenant du pyrogallate de potasse. Au bout de trois semaines le sérum présentait un point liquéfié au niveau duquel on trouva le bacille analogue au saprogène de Rosenbach, mais tout le long des stries on voyait de nombreuses colonies très transparentes formées de cocci qu'ils n'avaient jamais rencontrés dans leurs expériences précédentes. Des cultures en agar faites avec ces colonies montraient huit jours après l'ensemencement de nombreux bacilles dont la spore terminale ne se colorait que très difficilement. Çà et là on voyait encore quelques cocci semblables à ceux que renfermaient les colonies.

En faisant des cultures avec la partie profonde de ces tubes, ils ne trouvèrent que des bacilles qu'ils purent reproduire par

<hr>

(1) Belfanti et Pescarollo, *Centralb. f. Bakt.*, vol. V, mai 1889 et vol. VI, n° 10 et 11 (20 août et 3 sept. 1889).

de nouvelles cultures anaérobies : les cultures aérobies ne contenaient que des cocci. « Ceci éveilla en nous la pensée, disent
» ces auteurs, que ces cocci et ces bacilles pouvaient appartenir
» à une même espèce, mais se montrer sous une forme ou sous
» une autre suivant les conditions dans lesquelles ils se déve-
» loppent ».

Belfanti et Pescarollo n'ont pas pu suivre pas à pas l'évolution
de ces cocci en bacilles, mais en examinant les cultures à des intervalles très courts ils purent constater que les premiers s'al-
longent peu à peu et prennent définitivement au bout d'un certain temps la forme de bacilles en baguette de tambour.

Les inoculations faites avec ces cultures mixtes de cocci et de
bacilles ont toujours produit du pus, mais jamais des symptômes
tétaniques.

Dans une nouvelle communication faite à l'Académie Royale
de médecine de Turin, le 31 mai 1889, Belfanti et Pescarollo (1)
reviennent sur leurs précédentes expériences et font connaître
les résultats de nouvelles recherches entreprises par eux, à la
suite du travail de Kitasato. Ces expériences furent installées
avec le pus de la plaie de divers animaux morts tétaniques à la
suite d'inoculations faites avec des toiles d'araignée que les auteurs avaient prises à l'endroit où s'était blessé l'homme qui avait
servi de point de départ aux recherches de Kitasato. Avec ce pus
Belfanti et Pescarollo firent des cultures qui furent soumises à
une température de 80° pendant dix minutes seulement au lieu
de trois quarts d'heure comme l'avait fait Kitasato. Avec ces
cultures on ensemença des plaques d'agar qui furent ensuite
placées dans une atmosphère d'hydrogène. Au bout de quatre à
cinq jours on voyait sur ces plaques les colonies caractéristiques
du bacille de Nicolaïer.

On put également obtenir ces colonies en faisant des cultures
aérobies en agar couvert. dans ces cultures on voit le long du
trajet de l'aiguille de pel: s traits excessivement fins ressemblant
à des plumes.

Dans la gélatine le bacille de Nicolaïer se développe au fond
du tube où il forme des colonies ayant l'aspect d'œufs de gre-

nouille : ces colonies ont un point central foncé autour duquel on voit une zone de gélatine liquéfiée.

Quand les cultures du bacille de Nicolaïer ne sont pas faites par la méthode anaérobie et qu'elles n'exhalent pas une forte odeur de putréfaction, elles ne produisent aucun effet sur l'animal. Dans la poche d'inoculation des animaux morts tétaniques à la suite d'inoculations faites avec ces cultures, on ne trouve que quelques rares bacilles, mais on y trouve par contre une grande quantité de spores.

Les colonies qui se développent dans les cultures anaérobies en agar sont beaucoup plus ternes que celles que l'on trouve dans les cultures en gélatine : elles n'offrent pas de ramifications bien régulières et ne sont formées que d'un réseau de mailles très fines. La piqûre en agar n'offre pas non plus la même forme élégante que la piqûre en gélatine et l'on ne voit qu'une petite ligne blanche tout le long du trajet de l'aiguille.

D'après Belfanti et Pescarollo, leurs expériences diffèrent de celles de Kitasato en ce qu'ils ont pu obtenir, en partant d'une culture anaérobie pure, des cultures aérobies virulentes. Nous avons vu plus haut comment ces cultures agissent sur l'animal. Belfanti et Pescarollo, voulant rechercher pourquoi ils n'avaient pas pu produire le tétanos avec leurs anciennes cultures pures du bacille de Nicolaïer, firent avec ces cultures inactives de nouvelles cultures anaérobies : au bout de quatre jours ces cultures exchalaient une odeur insupportable ; inoculées à des animaux elles donnèrent des résultats positifs.

De l'ensemble de ces expériences ces auteurs ont tiré les conclusions suivantes :

1° Le bacille de Nicolaïer peut être aérobie ou anaérobie suivant les conditions dans lesquelles il se développe.

2° L'activité de ce bacille peut, suivant les cas, diminuer ou s'accroître : cette activité paraît être en raison directe de l'odeur de putréfaction que dégagent les cultures.

3° Une culture inactive du bacille de Nicolaïer peut reprendre toute son activité si on la cultive en présence de l'hydrogène.

En terminant leur travail, Belfanti et Pescarollo croient devoir ajouter la réflexion suivante : « Lorsque nous avons parlé

» de *cocci*, au commencement de nos recherches, nous ne nous
» sommes pas servi de ce mot dans le sens de la classification.
» Cette forme *coccus*, que prend le bacille de Nicolaïer à la sur-
» face des cultures, n'est qu'un stade de développement de la
» spore, laquelle par suite de circonstances particulières n'at-
» teint pas les stades ultérieurs de son développement (II).

Chantemesse et Widal (1), en faisant des ensemencements,
avec le pus de la plaie d'animaux morts tétaniques purent obtenir des cultures pures mais inactives du bacille de Nicolaïer.

Tizzoni et Cattani (2) ont pu isoler de la substance tétanigène
impure deux espèces de microbes anaérobies ; l'un à spore terminale ronde, l'autre à spore terminale ovale. Le premier de ces
microbes provoque par inoculation un tétanos aigu caractéristique ; le second produit un tétanos chronique.

Babès et Puscariu (3) ont publié dernièrement une étude très
intéressante sur le bacille de Nicolaïer. Ces auteurs ensemencent
directement le pus d'un blessé tétanique dans la profondeur de
la gélose additionnée de glucose qu'ils soumettent ensuite à une
température de 80° comme l'a indiqué Kitasato. Les tubes ensemencés sont placés dans une cloche dont le fond est couvert
d'une couche d'acide pyrogallique et de potasse et le tout placé
à l'étuve à 37°. Les cultures se développent au bout de 8 jours
et dans la profondeur du tube : elles sont caractérisées par leur
disposition rayonnée.

Au mois de juillet 1890, Tizzoni, Cattani et Baquis (4) insti-
tuèrent de nouvelles recherches avec des matières provenant de
la plaie de plusieurs personnes qui avaient succombé au tétanos.
En faisant avec ces matières des cultures sur plaque en gélatine,
agar et sérum, ces auteurs constatèrent la présence dans ces cultures de cinq espèces de bactéries dont deux pathogènes pour les
animaux : l'un de ces bacilles était long de 2 à 4 μ et large de
0, 4 à 0, 8 μ, un peu arrondi à l'une de ses extrémités et pourvu
d'une spore terminale entourée d'une auréole très mince se co-
lorant difficilement. Lorsque cette spore est formée le corps du
bacille s'atrophie et celui-ci offre alors la forme d'une épingle :

(1) Chantemesse et Widal, *loc. cit.* — (2) Tizzoni et Cattani, *loc. cit.* — (3) Babès
et Puscariu, *loc. cit.* — (4) Tizzoni. Cattani et Baquis, *loc. cit.*

il disparaît au bout de quelque temps et il ne reste plus que la spore. Le développement de ce bacille s'opère très facilement dans l'agar et dans la gélatine à la température de l'étuve d'incubation. Ces cultures doivent être faites par la méthode anaérobie : dans les cultures aérobies en sérum ce bacille se développe lentement et seulement au fond du tube ; dans le bouillon peptonisé le développement est très faible.

Ces auteurs pensent que ce bacille produit le tétanos chronique.

La culture pure du second de ces bacilles fut obtenue en faisant des ensemencements avec le sang et la rate d'animaux morts tétaniques. Ce bacille est un bâtonnet mince, droit, long de 1,03 à 1,09 μ et large de 0,8 ν Ces bâtonnets sont tantôt isolés tantôt réunis en longs filaments. Les spores de ces bacilles se développent de très bonne heure et ils offrent alors la forme d'une baguette de tambour. Plus tard le corps du bacille s'amincit et à ce moment-là ils ressemblent à une épingle. Les spores sont terminales ou médianes. Ce bacille se développe dans tous les milieux ordinaires : il est essentiellement anaérobie. Les cultures en agar et en bouillon ont une réaction acide très marquée : elles sont très peu virulentes. Les cultures en gélatine et en sérum sont au contraire très virulentes ; elles restent alcalines, mais leur degré d'alcalinité est plus faible qu'avant l'ensemencement.

En ensemençant ces cultures dans du sang de lapin on obtient, *même aérobiquement*, des cultures douées d'une virulence extrême : elles exhalent une odeur plus forte que les cultures faites sur d'autres milieux.

Verhoogen et Baërt (1) ont obtenu des cultures pures du bacille de Nicolaïer en employant la méthode suivante appliquée par Brieger à la culture des anaérobies : un flacon de Woolf, à deux tubulures, est fermé par des bouchons de caoutchouc traversés d'une part par un tube contenant du mercure (lequel joue le rôle de soupape de sûreté en laissant sortir les gaz sans permettre à l'air de pénétrer dans l'appareil) et d'autre part par un

<hr>

(1) VERHOOGEN et BAËRT, *loc. cit.*

second tube courbé à angle droit et terminé par une pointe effilée : ces deux tubes sont fermés à chaque bout par un tampon de ouate. Une fois cela fait, on remplit la moitié de l'appareil avec le milieu de culture voulu, on le stérilise, puis on fait l'ensemencement. On fait ensuite passer à plusieurs reprises un courant de gaz inerte dans l'appareil, on adapte à l'extrémité du tube de sûreté un autre tube plongeant dans une solution de permanganate de potasse et l'on ferme le tube effilé à la lampe.

Les milieux de culture qui ont donné les meilleurs résultats à ces auteurs sont : le sang défibriné et le bouillon de veau additionné de 1 0/0 de glucose.

En suivant minutieusement le développement de ces cultures, on voit d'abord apparaître des bacilles dépourvus de spores : celles-ci se forment au bout d'un certain temps. Malgré des observations souvent répétées, ces auteurs n'ont jamais pu assister à la formation de la spore : il leur a été également impossible de voir à quel moment celle-ci se détache du bâtonnet.

Le bâtonnet a une longueur d'environ 3 μ et une largeur de 1 μ. La spore est légèrement elliptique et mesure 1, 5 μ de diamètre.

Verhoogen et Baërt ont étudié très soigneusement les mouvements de ces bacilles à l'aide de la table chaude de Stricker (à la température de 20°). Ces mouvements sont très nets : rotation sur le grand axe et oscillations dans le sens de la longueur. De temps à autre, on observe un léger mouvement d'incurvation, d'où cette forme en virgule que l'on voit dans certaines préparations microscopiques. En élevant progressivement la température jusqu'à 38°, tous ces mouvements deviennent plus accusés, ils cessent d'augmenter entre 38° et 41° ; vers 42° ils s'arrêtent complètement. On peut alors abaisser la température sans voir reparaître ces mouvements. D'autre part, si en partant d'une température de 20° on diminue progressivement la température, on ne constate aucune modification dans les mouvements du bacille : ceux-ci s'arrêtent complètement lorsque la température atteint 6° et ne reparaissent plus. Par conséquent la zone de motilité est comprise entre 6° et 42°. Les mouvements du bacille du tétanos s'arrêtent également, à la température ordinaire, sous l'influence de vapeurs d'acide chlorhydrique ou d'acide nitrique. Il est probable que la cessation des mouvements correspond à la mort du bacille, mais la spore survit à la disparition des mouvements du bacille : c'est pourquoi de la terre tétanigène conserve toute sa virulence après avoir été soumise à une température inférieure à 0° ou pendant quelque temps à une température de 100°.

Enfin Verhoogen et Baërt ont pu également obtenir le bacille de Lampiasi à l'état de pureté et l'inoculer à des animaux. L'étude qu'ils ont faite de ce bacille permet à ces auteurs d'affirmer qu'il ne joue aucun rôle dans la production du tétanos.

MM. Sanchez Toledo et Veillon (1) ont pu obtenir des cultures pures du bacille de Nicolaïer en faisant des ensemencements avec du pus et avec de la sérosité pris dans la plaie de plusieurs tétaniques. Ces ensemencements furent faits tantôt par strie, tantôt par piqûre et sur divers milieux : sérum de bœuf solide, gélose ordinaire et gélose préparée pour la culture des anaérobies d'après le procédé de Wurtz et Foureur (2). Avec le pus de l'un des tétaniques ensemencé sur de la gélose anaérobie, ces auteurs obtinrent d'emblée une culture pure du bacille de Nicolaïer : toutes les autres cultures se montrèrent impures.

Pour isoler le bacille tétanique de leurs cultures impures, MM. Sanchez Toledo et Veillon soumirent d'abord ces cultures pendant une heure à une température de 80° à 90°. Avec ces cultures ils firent des ensemencements sur plaque d'après le procédé suivant indiqué par Roux pour la culture des anaérobies : on introduit dans un tube muni de deux tubulures une petite quantité de gélatine et après avoir stérilisé l'appareil on fait passer dans le tube un courant d'hydrogène qui a été débarrassé des traces d'oxygène qu'il pouvait contenir en passant préalablement à travers une solution de pyrogallate de potasse. On fait l'ensemencement pendant que la gélatine est encore chaude et on ferme l'appareil à la lampe après avoir fait le vide.

Pour obtenir une culture sur plaque avec cet appareil, il suffit

____

(1) Sanchez Toledo et Veillon, *loc. cit.* — (2) *Arch. de méd. exp. et d'anal. path.*, 1889, t. 4, p. 523.

d'enrouler la gélatine sur les parois du tube sous un jet d'eau froide.

Au bout de quelques jours on voit dans les cultures en plaque deux sortes de colonies : les unes renferment le vibrion septique, les autres le bacille de Nicolaïer. Ces dernières apparaissent après huit jours de séjour à l'étuve à 20° : elles offrent un point central foncé entouré de rayons très fins disposés à la façon des rayons d'une roue. Peu à peu cependant la gélatine se liquéfie et là colonie ne forme plus qu'un flocon blanchâtre, crémeux, entouré d'une zone de gélatine solide. Avec ces colonies on peut alors ensemencer des tubes d'agar ou de gélatine préparés pour la culture des anaérobies, d'après les procédés de Roux, Wurtz et Foureur, ou de Liborius (1).

Dans les cultures faites par piqûre profonde en gélatine et soumises à une température de 18° à 22° on voit apparaître, au bout de quatre à six jours, à la partie inférieure du tube, des petits points nuageux, et bientôt des rayons très fins se dessinent autour du trait de l'aiguille. Plus tard la gélatine se liquéfie, la culture devient alors floconneuse et donne parfois lieu à un faible dégagement de gaz.

Lorsque l'ensemencement a été fait par dilatation dans de la gélatine (procédé de Liborius), les colonies apparaissent au bout de quatre à six jours : elles sont constituées par de petits points blancs, floconneux, entourés d'un nuage excessivement fin d'où partent de petits traits d'une finesse extrême.

Sur la gélose les caractères des cultures du bacille de Nicolaïer sont moins nets. Ces cultures peuvent également se développer dans le sérum solide et dans le bouillon de veau ou de cheval.

Les cultures sur pomme de terre n'ont donné aucun résultat.

Les cultures du bacille tétanique dégagent une odeur très forte que l'on peut comparer à celle de la corne ou des poils brûlés. Ces cultures ne se développent pas au-dessous de 14° à 15° ; elles se développent lentement à la température de 18° à 20° et très rapidement lorsque la température oscille entre 35° et 38°.

---

(1) Voir les détails de ces procédés dans le mémoire des auteurs, *loc. cit.*

MM. Sanchez Toledo et Veillon ont pu également obtenir des cultures pures du bacille de Nicolaïer en suivant le procédé employé par Pasteur, Joubert et Chamberland pour obtenir le vibrion septique à l'état de pureté ; le sang du cœur d'animaux morts tétaniques à la suite d'inoculations faites avec de la terre a fourni à plusieurs reprises des cultures pures.

Ces auteurs affirment que le bacille de Nicolaïer est strictement anaérobie ; ils n'ont jamais pu obtenir des cultures pures de ce bacille en présence de l'air comme l'ont fait Belfanti et Pescarollo.

MM. Sanchez Toledo et Veillon consacrent un chapitre de leur travail à la morphologie du bacille tétanique. Ce bacille est polymorphe : la forme sporulée, en baguette de tambour, n'est pas la seule qu'on doive lui reconnaître ; sa morphologie varie suivant les milieux dans lesquels on l'observe.

α) Dans le pus de la plaie des tétaniques le bacille du tétanos peut se présenter sous la forme d'un bacille droit, fin, très mince, analogue à celui de la septicémie des souris, de Koch, comparable à une soie de sanglier et mobile ; sous forme de filaments grêles ou bien encore sous l'aspect d'un bacille droit, à spore terminale et immobile.

β) Dans les cultures en gélatine soumises à une température de 20° à 22°, ces bacilles peuvent revêtir quatre formes différentes ; bacilles courts et très mobiles ; filaments grêles, bacilles à spore terminale ; bacilles ayant une spore à chaque extrémité.

Ajoutons que les bacilles sporulés n'apparaissent dans les cultures qu'au bout de huit à dix jours et que les préparations microscopiques se montrent parfois plus riches en spores isolées qu'en bacilles.

Le bacille de Nicolaïer se colore facilement par les substances colorantes ordinaires.

B. Exaltation et atténuation du virus tétanique. — Le virus tétanique ne présente pas une valeur pathogène constante ; sa virulence peut être exaltée ou atténuée, de nombreux travaux démontrent ce fait.

1° *Exaltation.* — L'exaltation du virus tétanique peut être obtenue soit en transportant successivement ce virus sur plusieurs animaux, soit en imprimant certaines modifications aux cultures tétaniques.

α) **Passages successifs sur l'animal** : C'est par des passages successifs sur la souris, sur le lapin et sur le cobaye que l'on a pu obtenir l'exaltation du virus tétanique ; voici dans quelles conditions :

Nicolaïer (1) inocule des lapins et des souris avec de la terre tétanigène ; ces animaux meurent tétaniques quatre jours après l'inoculation. En inoculant d'autres animaux avec du pùs trouvé dans la poche d'inoculation des premiers, ces animaux succombent le lendemain ; donc ce tétanos de seconde génération a une évolution plus rapide, une gravité plus grande.

Shakespeare (2) inocule des lapins sous la dure-mère avec une émulsion du bulbe d'un cheval et d'un mulet morts du téta-nos : ces animaux manifestent les premiers symptômes tétani-ques au bout de 15 à 20 heures et succombent 48 heures après l'inoculation. Si l'on continue à faire ainsi des inoculations en série sur des lapins, on voit la période d'inoculation diminuer et la mort survenir à une époque de plus en plus rapprochée du moment de l'inoculation.

Nocard (3) inocule des lapins par voie hypodermique avec le produit du raclage de casseaux ayant servi à la castration de che-vaux morts tétaniques. Ici encore la période d'incubation du té-tanos diminue par des passages successifs sur le lapin : le premier animal de passage contracte le tétanos au bout de quatre à cinq jours, le second, au bout de trois jours, le troisième montre déjà des symptômes tétaniques un ou deux jours après l'inoculation.

Dor (4), au cours des expériences que nous connaissons déjà, constata que le virus tétanique s'exalte par le passage de lapin à lapin. Ces expériences furent instituées avec le liquide céphalo-rachidien d'un homme tétanique et les inoculations faites par voie intra-crânienne. Renvers (5), observant un malade devenu tétanique à la suite d'une plaie produite par un fragment de bois, inocule une souris avec ce morceau de bois : l'animal devient

(1) Nicolaïer, *loc. cit.* — (2) Shakespeare, *loc. cit.* — (3) Nocard, *loc. cit.* —
(4) Dor, *loc. cit.* — (5) Renvers, *loc. cit.*

tétanique au bout de 15 heures, Il inocule alors un lapin avec des tissus pris dans la poche d'inoculation de la souris ; cet animal ne contracte le tétanos qu'au bout de trois jours. Le pus de la plaie de ce lapin inoculé à un autre lapin produit le tétanos 10 heures après l'inoculation.

β) **Modifications imprimées aux cultures**: Belfanti et Pescarollo (1) constatent d'abord que la virulence des cultures pures du bacille de Nicolaïer paraît être en raison directe de l'odeur particulière qu'elles dégagent. Ils établissent ensuite qu'en partant d'une culture anaérobie virulente on peut obtenir des cultures aérobies également virulentes. Nous avons exposé plus haut les détails de ces expériences.

2° *Atténuation*. — L'atténuation du virus tétanique a été obtenue par des procédés divers :

α) **Passages successifs sur l'animal** : Les animaux qui ont permis d'obtenir l'atténuation du virus tétanique sont le cobaye, le lapin, la souris, le rat blanc et le chien. Voici comment :

Bossano (2) fait des inoculations en série sur le cobaye et constate les faits suivants : le premier cobaye inoculé avec de la terre succombe vers la fin du quatrième jour ; le second inoculé avec le pus de la poche d'inoculation du premier meurt 24 heures après l'inoculation avec des phénomènes tétaniques très violents ; le troisième, inoculé avec le pus du second meurt, dans le délai de 36 à 48 heures ; le quatrième au bout de trois jours ; enfin le cinquième cobaye résiste à l'inoculation faite avec le pus du quatrième. Chez ce cinquième animal de passage, Bossano a constaté parfois quelques légers symptômes tétaniques qui n'ont duré que pendant 48 heures environ. Afin de savoir si les cobayes qui avaient résisté à la dernière inoculation étaient devenus réfractaires au tétanos, Bossano inocula de nouveau ces animaux avec de la terre tétanigène : ils moururent tous tétaniques mais la mort n'est survenue chez ces animaux qu'au bout de six jours, tandis que, comme nous venons de le voir, les animaux neufs, inoculés avec cette même terre, mouraient quatre

____

(1) Belfanti et Pescarollo, *Central, f. Bakt.*, vol. VI, n° 10 et 11, 1889. — (2) Bossano, *Comptes rendus de l'Acad. des Sciences*, 31 déc. 1888 et *Revue de méd.*, 7 févr. 1889.

jours après l'inoculation. Le virus tétanique s'atténue donc par passage de cobaye à cobaye.

Mais pourquoi le second cobaye de passage meurt-il plus vite et avec des symptômes tétaniques plus violents que le premier ? Après avoir rappelé ce que bien des auteurs ont dit au sujet de la facilité avec laquelle le bacille de Nicolaïer se développe dans les milieux où se trouvent déjà les germes de la putréfaction, Bossano répond à cette question de la manière suivante : « On » pourrait, en effet, admettre que la terre servant à la première » inoculation (laquelle contient évidemment les bacilles tétani- » ques à l'état de spores) produit, tout d'abord, dans le tissu » cellulaire de l'animal soumis à l'expérience, l'effet d'un corps » étranger provoquant de l'inflammation et une suppuration » consécutive. Les spores tétaniques trouvant alors dans ce pus » un milieu favorable s'y développent et produisent le tétanos. » Cette hypothèse expliquerait l'action relativement lente de la » terre et celle beaucoup plus rapide du premier pus. Dans » celui-ci, en effet, le milieu favorable est tout préformé et par » suite son action se fait sentir immédiatement. L'atténuation » du deuxième, du troisième et du quatrième pus se ferait par » un procédé analogue à celui que l'on observe dans les virus » de plusieurs autres maladies ».

Avec les connaissances que nous possédons aujourd'hui sur la nature du bacille de Nicolaïer, on pourrait s'expliquer l'atténuation observée par Bossano par l'oxygénation à laquelle a été soumis le pus employé dans ses expériences pendant qu'il le transportait d'un animal sur un autre et à la disparition possible, des bactéries de la suppuration après plusieurs passages, de la plaie de ses animaux. On sait en effet que, d'après certains auteurs, le développement du bacille de Nicolaïer ne se fait rapidement dans un milieu où se trouvent les germes de la putréfaction que parce que ces bactéries absorbent l'oxygène et rendent ce milieu anaérobie. Trasbot et Leclainche (1) ont fait des inoculations en série sur le lapin en prenant comme point de départ de leurs expériences des tissus pris dans la plaie d'un cheval tétanique ; les

<hr>

(1) Trasbot et Leclainche, *Bull. de l'Acad. de méd.*, 1889, p. 636.

lapins inoculés avec ces tissus meurent quatre jours après l'inoculation ; le second lapin de passage inoculé avec du pus pris dans la poche d'inoculation du premier succombe au bout de six jours ; le troisième résiste à l'inoculation.

Chantemesse et Widal (1) en faisant des inoculations en série sur le cobaye ont constaté, comme Bossano, que ces inoculations ne déterminent plus aucun symptôme tétanique chez le quatrième ou le cinquième animal de passage.

Dor (2), au cours des expériences que nous exposons plus haut, a fait des inoculations par voie intra-crânienne, chez des rats blancs, en se servant du liquide céphalo-rachidien d'un homme devenu tétanique à la suite d'une fracture du crâne et de la substance nerveuse des animaux ayant succombé au tétanos après avoir été inoculés avec cette substance. Dor a pu constater que le virus tétanique s'atténue par le passage de rat blanc à rat blanc. Luderitz (3) a fait aussi des inoculations successives avec de la substance tétanigène et a pu ainsi constater que le tétanos ne se développe plus après plusieurs passages sur l'animal.

β) **Dessiccation des moelles.** — Shakespeare (4) a fait, d'après la méthode de Pasteur pour la rage, des inoculations avec des moelles tétaniques soumises à la dessiccation pendant une période variant de trois à vingt-huit jours. Dans ces inoculations la durée de l'incubation et de l'évolution du tétanos est d'autant plus courte que la moelle employée est plus fraîche.

γ) **Atténuation par la chaleur.** — Dor (5) en cherchant à atténuer le virus tétanique par la chaleur est arrivé aux conclusions suivantes :

1° Le cerveau d'un lapin mort en vingt-quatre heures, plongé pendant dix minutes dans de l'eau stérilisée chauffée à 56°, est inoffensif pour le cobaye, le lapin et le rat blanc.

2° Une température de 60°, maintenue pendant cinq minutes, n'atténue pas la virulence pour le lapin qui succombe tétanique vingt-quatre heures après l'inoculation. Dans les mêmes condi-

<hr>

(1) CHANTEMESSE et WIDAL, *loc. cit.* — (2) DOR, *loc. cit.* — (3) LUDERITZ, *Soc. de méd. interne de Berlin*, 7 Juillet 1890. — (4) SHAKESPEARE, *loc. cit.* — (5) DOR, *loc. cit.*

tions le rat blanc ne meurt qu'au bout de cinq à six jours et non plus en trente heures comme cela arrive quand l'inoculation est faite avec un virus non atténué.

3° Une température de 62° continuée pendant dix minutes atténue la virulence du cerveau tétanique pour le lapin qui contracte pourtant le tétanos ; ce cerveau ne communique au rat blanc qu'un malaise passager, mais il tue encore le cobaye en vingt-quatre heures.

δ) **Atténuation par les cultures.** — Les inoculations faites avec des cultures tétaniques déterminent un tétanos plus ou moins violent suivant la quantité et suivant la quotité des cultures employées.

Quantité : Parietti (1) a démontré que les chiens contractaient facilement le tétanos lorsqu'on les inoculait avec une dose suffisante de culture (5 à 7 c. c.). Quand la quantité de culture inoculée ne dépassait pas 1 à 2 c. c. ces animaux n'offraient que des symptômes tétaniques très atténués et se montraient ensuite réfractaires à des doses suffisantes pour provoquer, chez un animal neuf, un tétanos très violent.

Qualité : Hochsinger (2) ayant fait des cultures avec le sang d'un sujet tétanique et avec celles-ci d'autres cultures constata que la culture mère était plus virulente que la culture fille. Belfanti et Pescarollo ont également observé que les cultures tétaniques s'atténuent quand on les transplante. Les détails des expériences de ces auteurs, à ce sujet, ont été exposés plus haut.

ε) **Atténuation par association microbienne.** — Bossano (3) inocule à des cobayes du sang provenant de sujets paludéens, puis il leur donne le tétanos en les inoculant avec de la terre ; chez ces animaux le tétanos eut une évolution moins régulière et une durée plus longue que chez les animaux neufs inoculés avec la même terre.

η) **Atténuation par l'action de substances chimiques.** — Peyraud (4) (de Libourne) soutient cette théorie que l'organisme

---

(1) Parietti, *Riforma medica*, 30 août 1889, et in Bossano, *loc. cit.*, p. 40. — (2) Hochsinger, *loc. cit.* — (3) Bossano, *Bull. Soc. biologie*, 6 juillet 1889, et *Marseille médical*, sept. 1889, p. 513 et suiv. — (4) Peyraud (de Libourne), *loc. cit.*

peut acquérir, par l'accoutumance à un poison végétal, l'immunité contre une maladie infectieuse dont les effets sont comparables à ceux que produit le poison en question. Les effets toxiques de la strychnine étant analogues aux symptômes que l'on observe dans le tétanos, Peyraud prétend, qu'en accoutumant l'organisme à l'action de cette substance on lui confère l'immunité contre le tétanos. A l'appui de cette hypothèse, cet auteur cite l'expérience suivante : pendant plusieurs jours on injecte sous la peau, à divers animaux, une quantité de strychnine variant suivant l'âge de l'animal ; puis on inocule ces animaux avec une quantité de substance tétanigène suffisante pour tuer un animal neuf. Dans ces conditions les animaux témoins meurent rapidement tétaniques ; quant aux autres ils résistent parfois à l'inoculation et ne contractent pas le tétanos (3 fois sur 7).

Nocard (1), qui a présenté à l'Académie de médecine le travail de Peyraud, a repris les expériences de cet auteur ; elles ne lui ont pas donné de résultats satisfaisants.

Question de l'immunité.— Les recherches précédentes sur l'atténuation du virus tétanique nous conduisent à nous demander s'il est possible de conférer l'immunité contre le tétanos.

Au point de vue clinique nous avons déjà admis, avec Verneuil et Cheesman, qu'une première atteinte de tétanos ne confère pas l'immunité.

D'un autre côté certains expérimentateurs étaient parvenus à atténuer la virulence de certains produits d'inoculation et avaient pu ainsi engendrer, chez les animaux, un tétanos léger et curable ; en certains cas même on ne voyait surgir aucun symptôme tétanique. Mais si plus tard on venait à inoculer derechef les animaux qui avaient résisté à une première inoculation avec de la terre tétanigène (Bossano) ou avec une culture tétanique (Sanchez Toledo et Veillon) ils succombaient au tétanos aussi régulièrement que les animaux neufs servant de témoins.

Les observations cliniques jointes aux faits expérimentaux que nous venons de citer semblaient démontrer qu'il était im-

<hr>

(1) Nocard, loc. cit.

possible de confirmer l'immunité contre le tétanos, lorsqu'un travail de Kitasato et Behring paru dernièrement est venu prouver que l'on pouvait obtenir l'immunité contre le tétanos et nous fournir en même temps les moyens d'arriver à la guérison de cette maladie.

Dans une note préalable parue dans le « Deutsche medicinische Wochenscrift » du 4 décembre courant, MM. Kitasato et Behring (1) donnent sur leurs expériences les détails suivants :

Lorsqu'à un lapin rendu réfractaire au tétanos par le procédé des auteurs (2), on injecte 10 c. c. d'une culture du bacille de Nicolaïer (dont 5 c. c. suffisent pour tuer un animal témoin), on constate que ce lapin ne présente pas le moindre symptôme tétanique. Il en est de même lorsque, au lieu de faire l'inoculation avec une culture du bacille de Nicolaïer, on inocule à l'animal rendu réfractaire une quantité des toxines du tétanos dont la vingtième partie suffit pour tuer un animal neuf.

Le sang extrait de la carotide d'un lapin vacciné a servi à instituer les expériences suivantes :

Deux souris reçurent, dans la cavité abdominale, une injection de 2 et de 3 c. c. de ce sang. 24 heures après, ces deux animaux et deux souris témoins furent inoculés avec une culture du bacille du tétanos. Les animaux témoins moururent tétaniques, tandis que les deux souris vaccinées restèrent bien portantes. Des expériences analogues faites avec le sérum sanguin du lapin vacciné donnèrent des résultats identiques à ceux obtenus avec le sang.

En rendant des animaux tétaniques et en leur faisant ensuite des inoculations dans la cavité abdominale, avec le sérum d'un lapin vacciné, on a pu enrayer le cours du tétanos chez ces animaux et obtenir leur guérison.

Le sérum sanguin des animaux ayant subi la vaccination préventive peut détruire une quantité considérable de poison tétanique. En effet, si l'on prend 1 c. c. d'une culture filtrée du

<hr>

(1) KITASATO et BEHRING, *Deutsche. med. Wochen.*, 4 déc. 1890 et *Semaine médicale*, 1890, n° 51, p. 452. — (2) Une note parue dans *The Lancet* du 20 décembre 1890 (p. 1315), nous apprend que c'est en faisant des injections sous-cutanées de trichlorure d'iode que ces auteurs sont parvenus à rendre les animaux réfractaires au tétanos et à obtenir la guérison de cette maladie.

bacille du tétanos, vieille de dix jours (dont cinq cent millièmes de centimètre cube suffisent pour tuer une souris en l'espace de quatre à six jours) et si on le mélange avec 5 c. c. de sérum sanguin d'un lapin vacciné en laissant les deux liquides en contact pendant 24 heures, on peut, au bout de ce temps, injecter impunément aux souris 0, 2 c. c. du mélange ou bien 0, 83 c. c. de la culture, soit une quantité de 300 fois supérieure à la dose habituellement mortelle pour les souris : quatre souris, traitées de cette façon, sont restées saines, tandis que quatre animaux témoins qui avaient reçu en injection 0, 0001 c. c. d'une culture du bacille du tétanos filtrée, mais non pas mélangée avec le sérum du lapin vacciné, ont succombé toutes au bout de 36 heures.

Les souris qui ont été inoculées avec le sérum-vaccin ainsi qu'avec un mélange de celui-ci et de poison tétanigène ont été inoculées, plusieurs fois depuis, avec des cultures tétaniques virulentes sans présenter aucun symptôme tétanique.

Un grand nombre d'expériences de contrôle faites avec le sang et le sérum sanguin de lapins non vaccinés, ainsi qu'avec le sérum de bœuf, de veau, de cheval et de mouton ont toutes fourni un résultat négatif tant au point de vue de l'immunité que de l'action thérapeutique. Ces auteurs ont également constaté que le sang circulant dans les vaisseaux des animaux vivants non vaccinés ne possède pas la propriété de détruire le poison tétanique.

MM. Behring et Kitasato ont tiré de leurs expériences les conclusions suivantes :

1° Le sang de lapins rendus réfractaires au tétanos possède la propriété de détruire les toxines sécrétées par le bacille de Nicolaïer.

2° Cette propriété appartient au sang extrait des vaisseaux, ainsi qu'à son sérum débarrassé de tous les éléments cellulaires.

3° Cette propriété est si persistante qu'elle se conserve même après la transfusion du sang ou du sérum dans l'organisme d'autres animaux. On peut donc, par la transfusion du sang ou du sérum, obtenir une action thérapeutique puissante.

4° Le sang des animaux non vaccinés ne possède pas la propriété de détruire les toxines du tétanos.

5° L'immunité des lapins et des souris, rendus réfractaires au tétanos, dépend de la propriété du sérum sanguin de détruire, même lorsqu'il est débarrassé de ses éléments cellulaires, les toxines élaborées par le bacille du tétanos.

Il s'agit là d'après Behring d'une action *anti-toxique* ou *antifermentescible*, différente de celle qu'on est convenu d'appeler *antiseptique et désinfectante* : cette action suppose, en effet, une influence directe, non pas sur les toxines (comme l'admettent les auteurs pour leurs expériences), mais sur les microbes eux-mêmes.

C'est là une explication tout à fait nouvelle de l'immunité. Les théories connues aujourd'hui ne disent rien d'une action destructive du sérum sanguin sur les toxines élaborées par les microbes. Ces théories invoquent comme cause de l'immunité soit la phagocytose, soit une action microbicide du sérum sanguin, soit enfin l'accoutumance de l'organisme au poison.

Ces auteurs observent, en terminant, combien ont tort ceux qui pensent que la transfusion du sang, en tant que moyen thérapeutique, peut être remplacée, d'une manière générale, par l'injection d'une simple solution, dite physiologique, de chlorure de sodium.

M. le professeur Lister (1), au cours d'une leçon clinique faite par lui, le 3 décembre 1890, au King's College Hospital, de Londres, a fait une allusion discrète à la découverte de Behring et Kitasato, aux détails de laquelle il a pu s'initier pendant son séjour récent à Berlin. S'étant engagé à garder le secret sur cette découverte, Lister n'a pu donner aucun détail à ses auditeurs au sujet de cette question : il s'est borné à leur apprendre que, dans l'Institut hygiénique de Berlin, on était parvenu à obtenir la guérison d'une affection terrible, presque toujours mortelle, et cela au moyen d'injections sous-cutanées, faites avec une substance chimique « que l'on peut se procurer » aussi aisément que n'importe quelle substance de la matière

____

(1) LISTER, Lecture on Koch's treatment of tuberculosis delivered at King's College Hospital, déc. 3 rd. 1890. *The Lancet*, 13 déc. 1890, p. 1259.

» médicale ». Lister a assisté à ces expériences et a pu se convaincre de l'effet curatif des injections en question (1).

C. TOXINES. — On sait que la plupart des microbes sécrètent des substances de nature alcaloïdique ou diastasique sur lesquelles l'attention a été attirée surtout depuis les travaux de Gautier, Selmi, etc. Ces produits, véritables poisons pour l'organisme, jouent un rôle primordial dans la production des maladies infectieuses.

Le bacille du tétanos a-t-il la propriété de produire ces substances.

Nicolaïer (2) avait déjà émis, en 1884, l'opinion que le bacille découvert par lui agissait en sécrétant dans la plaie, un principe toxique spécial. Rosenbach (3), étonné de ne trouver le bacille de Nicolaïer chez les tétaniques que dans le pus de la plaie, admit que ce bacille se cantonnait dans la plaie où il sécrétait une substance chimique spéciale, une ptomaïne dont la résorption engendrait le tétanos. Brieger (4), voulant vérifier l'exactitude de l'opinion émise par Nicolaïer et par Rosenbach, chercha à isoler cette substance. Dans ce but, il ensemença une grande quantité de viande hachée avec des cultures impures du bacille de Nicolaïer et parvint ainsi à isoler six ptomaïnes différentes.

a) Une base, ayant pour formule $C^{13} H^{30} Az^2 O^4$ à laquelle il donna le nom de tétanine. Cette substance affecte la forme de cristaux en aiguilles ; elle n'est pas attaquée par les alcalis mais les acides la détruisent. Les animaux inoculés avec une forte dose de tétanine meurent rapidement tétaniques ; inoculée à petite dose elle détermine des phénomènes tétaniques atténués auxquels l'animal résiste facilement.

b) La tétanotoxine répondant à la formule $C^5 H^{11} Az$. Ce n'est pas un poison aussi violent que la tétanine : il faut en effet deux à trois décigrammes de chlorure de tétanotoxine pour communiquer à la souris un tétanos mortel. Chez les souris inoculées avec cette substance on observe, vingt minutes après l'inocula-

<hr>

(1) MM. BEHRING et KITASATO, n'ayant pas encore fait paraître leur travail *in extenso* (ce travail sera publié incessamment dans le *Zeitschrift für Hygiene*), nous avons jugé opportun de citer l'opinion du savant chirurgien anglais, sur leur découverte. — (2) NICOLAÏER, *loc. cit.* — (3) ROSENBACH, *loc. cit.* — (4) BRIEGER, *loc. cit.*

tion, des mouvements fibrillaires localisés d'abord à la région au niveau de laquelle a été faite l'inoculation qui se transforment bientôt en convulsions violentes. A ces convulsions succède une paralysie généralisée. La température monte de un à deux degrés tandis que la respiration, d'abord accélérée, se ralentit. La mort survient dans des crises convulsives. Il est à remarquer que l'action de la tétanotoxine n'est pas toujours la même : certains animaux résistent très bien à l'action de cette substance.

c) Une toxine obtenue en très petite quantité, qui se cristallise par l'évaporation de la lessive de platine (avec laquelle a expérimenté l'auteur) sous forme de petites aiguilles qui commencent à se décomposer à 250°, mais qui ne sont pas détruites par une température de 260°. Ce produit détermine un tétanos typique et provoque, en outre, une exagération de la sécrétion salivaire et lacrymale.

d) La spasmotoxine, qui fait périr les animaux avec des convulsions cloniques et toniques très violentes.

e) Enfin la cadavérine et la putrescine obtenues en trop petite quantité pour pouvoir être étudiées. Telles sont les six ptomaïnes isolées par Brieger. En faisant des cultures dans de la viande, cet auteur a obtenu surtout de la tétanine et de la tétanotoxine : ces substances prédominent également dans les cultures faites dans une bouillie de cerveau de cheval ou de bœuf ; les cultures dans le lait donnent au contraire de la spasmotoxine. Le développement de ces ptomaïnes s'accompagne d'un dégagement considérable de gaz et surtout d'acide hydrothionique. Ce fait peut se produire également dans l'organisme quoiqu'on n'ait jamais observé chez les tétaniques aucun symptôme qui rappelle ceux de l'intoxication par l'hydrogène sulfuré.

Pour obtenir la plus grande quantité possible de ces toxines, il faut soumettre les cultures à une température de 36° à 37° : en élevant davantage la température ces toxines diminuent et sont remplacées par de l'ammoniaque. « On peut en raison de ce fait » supposer, comme le dit Collin dans sa thèse, que la nature se » sert de la fièvre pour décomposer les produits bactériens et » prévenir leur action funeste ».

Nocard (1) admet pleinement le rôle important des ptomaïnes dans la production du tétanos ; ces ptomaïnes se formeraient, chez le tétanique, dans la plaie. Ceci fait comprendre pourquoi des animaux devenus tétaniques à la suite de l'amputation de la queue peuvent guérir, après une seconde amputation pratiquée à une certaine distance au-dessus de la première.

Hochsinger (2) accepte entièrement les idées de Nicolaïer et de Rosenbach sur l'action des ptomaïnes sécrétées par le bacille du tétanos.

Shakespeare (3) a inoculé une ptomaïne qu'il a retirée du cerveau, du bulbe et de la moelle d'un mulet tétanique ; en suivant la méthode de Stass-Otto ; les animaux inoculés avec cette substance ont présenté de la parésie et de l'agitation mais jamais de trismus ni de convulsions. Ces animaux ont survécu.

Guelpa (4) dit qu' « il est probable que les symptômes du » tétanos ne sont que des effets toxiques, déterminés par des » ptomaïnes sécrétées par les bacilles ».

Belfanti et Pescarollo (5) ont également cherché à extraire de leurs cultures les ptomaïnes isolées par Brieger, mais ils n'ont pu en obtenir qu'une quantité trop petite pour pouvoir en faire l'analyse. En introduisant une aiguille de platine, trempée dans ces ptomaïnes, sous la peau d'un cobaye ils ont provoqué des phénomènes semblables à ceux que produit l'inoculation des cultures, mais infiniment plus violents.

Weyl (6) a pu, en employant des cultures pures du bacille de Nicolaïer, répéter et confirmer les recherches de Brieger. Cet auteur a réussi à retirer de ces cultures plusieurs ptomaïnes, parmi lesquelles figure la tétanine, et parfois de grandes quantités d'acide phénique.

L'action toxique de la tétanine est en général assez faible, d'après cet auteur. Elle est cependant assez forte quand elle provient de cultures faites en bouillon. Par contre les cultures pures du bacille de Nicolaïer sont toujours douées d'une virulence

---

(1) NOCARD, *Rec. de méd. vét.*, t. IV, p. 617, 1887. — (2) HOCHSINGER, *loc. cit.* — (3) SHAKESPEARE, *loc. cit.* — (4) GUELPA, *Soc. de thérap.*, 28 nov. 1888 et *Sem. méd.*, 5 déc. 1888. — (5) BELFANTI et PESCAROLLO, *loc. cit.* — (6) WEYL, *Soc. de méd. de Berlin*, 5 mars 1890.

extrême : en injectant à une souris 1/2 c. c. de ces cultures, on provoque au bout de cinq minutes un tétanos très violent et l'animal succombe trois heures après l'inoculation.

L'action toxique des cultures pures du bacille de Nicolaïer dépassant de beaucoup celle de la tétanine, Weyl pense qu'il y a dans ces cultures, à côté de la tétanine, un second principe toxique.

Weyl a également essayé de stériliser ces cultures, à l'aide d'une filtration sur le filtre Chamberland (la stérilisation par la vapeur d'eau sous pression détruisant la tétanine) et a démontré que la virulence de ces cultures est la même avant qu'après la filtration.

Brieger (1) a fait, en collaboration avec Fraenkel, une nouvelle série de recherches qui lui ont permis d'affirmer que le principe actif contenu dans les cultures du bacille tétanique est constitué par une albumine qui peut s'obtenir comme les albumines toxiques de la diphthérie, du choléra, de la dothiénenterie. Cette substance possède la propriété de produire, non pas une intoxication aiguë, comme le font les toxines, mais de provoquer, seulement au bout de quelque temps, les phénomènes tétaniques. Cette albumine est assez soluble dans l'eau, tandis que les autres albumines toxiques (celles du choléra, de la dothiénenterie, de la diphthérie) ne sont que très peu ou pas du tout solubles dans ce liquide.

Knud Faber (2) prétend que le poison tétanique se rapprocherait, par sa nature, beaucoup plus du poison de la diphthérie, du jequirity, etc. que des ptomaïnes proprement dites et l'analogie frappante qu'il offre avec les premiers de ces corps se retrouve dans ce fait qu'il n'agit qu'après une période d'incubation variable suivant la quantité injectée et suivant l'animal auquel on l'inocule. Les effets produits par cette substance peuvent être en réalité très bénins lorsque la dose injectée est minime : on ne voit alors survenir que des contractures localisées qui disparaissent après un temps assez court et l'animal guérit.

Le virus tétanique est sensible à la chaleur : il se détruit à la

(1) BRIEGER, *Soc. de méd. de Berlin*, 19 mars 1890. — (2) KNUD FABER, *Tetanus som Infectionssygdom*, 1890, p. 150, analysé en *Sem. méd.*, 24 sept. 1890.

température de 65°. Il est enfin retenu en partie quand on le filtre avec le filtre Chamberland.

Verhoogen et Baërt (1), en employant le procédé de Brieger, ont pu obtenir un chloro-platinate qui renfermait les diverses toxines que cet auteur a isolées et avec lequel ils ont obtenu un chlorhydrate complexe. En inoculant ce corps aux animaux on provoque un tétanos typique.

L'injection sous-cutanée d'une solution du volume de 2 c. c. contenant environ 2 milligrammes de ce chlorhydrate produit chez les lapins, au bout de 12 à 15 minutes, des phénomènes analogues à ceux de l'empoisonnement par la strychnine: la mort survient au bout d'une demi-heure en moyenne. En comparant l'action de ce produit à celle de la strychnine, ces auteurs sont arrivés à établir que ce volume de leur solution avait à peu près la même valeur toxique qu'une solution du volume de 2 c. c. et contenant 1 milligramme de sulfate de strychnine.

Verhoogen et Baërt (2) ont également démontré que les grenouilles pouvaient contracter le tétanos lorsqu'on les inoculait avec des fortes doses de ces toxines. Ces animaux, on le sait, résistent aux inoculations faites avec des cultures du bacille de Nicolaïer. En traitant les corps de plusieurs grenouilles mortes tétaniques à la suite de ces inoculations par le procédé de Brieger, ces auteurs ont pu obtenir une solution de produits toxiques qui fut réduite au volume de 2 c. c. et injectée à une grenouille neuve laquelle devint tétanique. Ils sont arrivés à des résultats analogues en faisant ces inoculations en série, c'est-à-dire en injectant à une grenouille le produit toxique retiré du corps de la grenouille précédente.

Pour se mettre à l'abri de toute critique, Verhoogen et Baërt ont répété ces expériences avec le corps de grenouilles non tétanisées : ces expériences n'ont donné aucun résultat.

Tizzoni et Cattani (3), au cours des expériences que nous avons exposées plus haut, ont cherché aussi à retirer le poison tétanique de leurs cultures en suivant la méthode employée précédemment par Brieger et par Fraenkel, c'est-à-dire, en précipi-

(1) Verhoogen et Baërt, *loc. cit.* — (2) Verhoogen et Baërt, *loc. cit.*, p. 61. —
(3) Tizzoni et Cattani, *Centralb. f. Bakt.*, 1890, Bd. VII, n° 3, p. 69 (11 juillet).

tant, à plusieurs reprises, par de l'alcool absolu acidulé au moyen de l'acide acétique. La substance ainsi obtenue n'était pas toxique : la toxicité des cultures avait déjà diminué après une première précipitation par l'alcool absolu, soit pur, soit acidulé. Le premier précipité alcoolique s'est montré, en effet, complètement inactif de même que la solution alcoolique filtrée, évaporée dans le vide et reprise par l'eau.

Par contre ces auteurs ont pu retirer de leurs cultures en gélatine une substance très active, en employant le procédé suivant : les cultures filtrées furent dialysées et séchées dans le vide ; la solution aqueuse du précipité obtenu de cette façon fut ensuite dialysée avec du sulfate d'ammoniaque et séchée dans le vide : on obtint ainsi une substance plus ou moins pure, couleur d'or, et d'apparence cristalline déterminant, à dose très faible, les mêmes effets que les cultures filtrées avec le filtre Chamberland. Cette substance est donc soluble dans l'eau, non dialysable et modifiée par l'alcool. Maintenue pendant une demi-heure dans un bain-marie à 60°, elle perd complètement son activité ; celle-ci n'est que ralentie par une température de 55° continuée pendant une heure.

Les propriétés de ce corps ne sont pas modifiées par l'action, même prolongée pendant un temps assez long, des alcalis et de l'acide carbonique, mais ce corps perd sa toxicité sous l'influence des acides minéraux concentrés : ces mêmes acides dilués et les acides organiques ne le modifient pas. Les cultures tétaniques employées par ces auteurs renfermaient également un ferment peptique qui liquéfie la gélatine, digère la fibrine et ne se montre actif qu'en solution alcaline : ce ferment ne se trouve pas dans les cultures en bouillon, qui ne sont pas toxiques pour les animaux.

Un point également remarquable c'est que les mêmes influences (température élevée, action des acides minéraux concentrés), qui rendent les cultures tétaniques inoffensives pour les animaux, détruisent aussi le ferment peptique contenu dans ces cultures. En outre, les cultures en gélatine, additionnées d'acide lactique, ne liquéfient plus la gélatine et, même à la première génération, ne déterminent plus, chez les animaux, que des phé-

nomènes locaux très peu accusés. « Ce fait, ajoutent ces auteurs,
» confirme l'hypothèse émise par nous, que l'atténuation des
» cultures en bouillon dépend de la réaction acide de ce mi-
» lieu ».

Ce qui précède démontre, d'après ces auteurs, que les symptômes tétaniques sont dus réellement à l'action d'une substance
toxique, puisque les cultures filtrées ou non filtrées et les produits
de ces cultures ont, sur les animaux, une action identique. Quant
à la nature de cette substance, ces auteurs croient, contrairement
à Brieger et à Frænkel, que c'est une zymase ou ferment soluble. Ils basent cette opinion sur les considérations suivantes :
1° cette substance ne prend pas naissance dans les milieux dans
lesquels le ferment peptique ne se forme pas ; 2° les mêmes causes qui détruisent la toxicité des cultures tétaniques, détruisent
aussi leur puissance peptique ; 3° les cultures en gélatine acidu-
lée ne se liquéfient pas et perdent leur virulence ; 4° la précipitation par l'alcool qui détruit, comme on le sait, certains ferments,
détruit aussi le ferment peptique contenu dans les cultures tétaniques ; 5° il suffit, enfin, d'injecter une quantité très faible,
comme, par exemple, une goutte d'une culture tétanique filtrée
pour provoquer, après une période d'incubation très courte, un
tétanos violent et mortel.

Tizzoni et Cattani ont également cherché à établir sur quel
tissu le ferment en question exerce son action : ils sont d'avis
que ce ferment agit sur le système nerveux et basent leur opinion sur ce fait que chez les animaux tétanisés, la contraction
du membre inoculé ne se manifeste pas si l'on sectionne tous les
nerfs de ce membre, et que l'injection, dans le nerf sciatique,
d'une quantité infinitésimale de la substance en question donne
lieu à des phénomènes identiques à ceux qui se manifestent lorsque ce virus pénètre dans l'organisme par voie sous-cutanée.

Vaillard et Vincent ont publié récemment une étude sur les
toxines du tétanos qui a une certaine analogie avec celle de Tizzoni et Cattani. Pour démontrer d'abord l'existence du poison
tétanique ces auteurs ont filtré, sur porcelaine, une culture pure
du bacille du tétanos. Le liquide filtré a une réaction alcaline
prononcée et se montre très toxique pour les animaux : un cen-

tième de c. c. de ce liquide, injecté dans le tissu conjonctif d'un cobaye, détermine un tétanos très intense et l'animal succombe au bout de 36 heures ; en injectant dans les muscles un quatre centième de c. c. on ne provoque qu'un tétanos localisé au membre inoculé. Introduite, même en quantité très forte, dans l'estomac du cobaye, cette substance ne donne naissance à aucun phénomène tétanique.

Vaillard et Vincent (1) pensent que le principe actif des cultures du bacille du tétanos est une diastase. Voici sur quoi ils basent leur opinion : le poison tétanique est atténué par une température de 60° maintenue pendant vingt minutes et il est rendu inactif par une température de 68°. Exposé à l'air et à la lumière il s'atténue rapidement. Soumis au contact de l'air, aux rayons du soleil il perd tout pouvoir toxique au bout de 32 heures, mais l'insolation prolongée, à l'abri de l'oxygène, ne modifie pas sa nature.

L'acidification du produit de filtration des cultures tétaniques ne modifie pas le principe toxique contenu dans ce liquide ; l'alcool absolu le précipite partiellement : ce précipité donne le tétanos aux animaux auxquels on l'inocule.

Cette substance toxique a la propriété d'adhérer à certains précipités tels que les phosphates de chaux ou d'alumine. Ces précipités lavés soigneusement à l'eau distillée stérilisée déterminent chez le cobaye un tétanos très intense à la dose du volume d'une tête d'épingle du précipité humide. La toxine contenue dans les cultures tétaniques filtrées n'est cependant pas entièrement précipitée par les phosphates.

Desséchée dans le vide le précipité en question garde longtemps son activité. Conservé à l'air pendant un mois et inoculé ensuite à un cobaye à la dose d'un demi-milligramme, il produit le tétanos et amène la mort de l'animal au bout de cinq jours.

La substance active contenue dans ce précipité dialyse lentement ; elle ne produit aucun effet lorsqu'elle pénètre par l'estomac.

Cette substance paraît agir à dose infinitésimale : un demi-milligramme de précipité sec de phosphate de chaux chargé de

(1) Vaillard et Vincent, Soc. de biologie, 15 nov. 1890.

11

celte substance suffit pour tuer un cobaye. Si de ce poids on dé-
falque celui du phosphate calcique obtenu par calcination, on
voit que le principe toxique représente la quantité presque im-
pondérable de quinze centièmes de milligramme. Encore faut-il
remarquer qu'il ne s'agit pas là de toxine pure, mais de toxine
mélangée à des substances albuminoïdes entraînées par le précipité.

Des faits que nous venons d'exposer il ressort pour ces auteurs,
comme nous l'avons déjà dit, que le poison tétanique est une
diastase.

En résumé, on peut tirer des recherches que nous venons d'a-
nalyser les conclusions suivantes :

1° Le bacille du tétanos sécrète des produits toxiques ;

2° Ces produits, inoculés à des animaux, déterminent le tétanos ;

3° La nature de ce corps est encore discutée : c'est une ptomaïne d'après Brieger, Frænkel et Weyl ; une diastase d'après
Knud Faber, Tizzoni et Cattani et Vaillard et Vincent.

Mode d'action du virus tétanique sur l'organisme. — L'étude
des toxines du tétanos permet de comprendre comment les bacilles tétaniques engendrent le tétanos : le foyer de pullulation
des bacilles restant localisé, dans la grande majorité des cas et
pendant longtemps, au niveau du point d'inoculation, les bacilles
sécrètent sur ce point des toxines en quantité plus ou moins
considérable. Ces corps toxiques sont entraînés par les courants
lymphatiques et sanguins dans tout l'organisme et plus particulièrement dans les centres nerveux.

On a pu en effet constater la présence de ces corps toxiques
dans le sang de tétanique. Brieger cite à ce sujet une expérience
très démonstrative : un homme est blessé à l'avant-bras : neuf
jours après le tétanos se déclare et l'on ampute immédiatement
le bras. Une heure après l'amputation le membre est apporté à
Brieger : il le traite par le procédé que nous avons indiqué et y
trouve de fortes quantités de tétanine (1).

(1) Il est à présumer que Brieger a dû éliminer les tissus de la plaie sans quoi son
expérience ne démontrerait pas que les toxines qu'il a retirées du bras de ce malade étaient contenues dans le sang.

La cause qui provoque les graves symptômes nerveux qui constituent le tableau clinique du tétanos réside par conséquent dans la présence dans l'organisme et tout particulièrement dans le système nerveux de toxines sécrétées par le bacille tétanique, toxines dont la plus grande partie est, selon toute probabilité, sécrétée dans la plaie du tétanique. Lorsque la production de ces toxines est abondante et rapide, le tétanos se déclare violent et fatal à brève échéance ; lorsque les toxines sont produites en quantité minime et d'une manière progressive, les centres nerveux résistent pendant quelque temps à l'action de ces substances, mais le malade succombe généralement aux effets de cet empoisonnement lent mais continu ; enfin, si dans ce dernier cas la fonction rénale se fait bien, les toxines peuvent être éliminées et le malade guérir.

D. Résistance des germes tétaniques. — Une des propriétés les plus remarquables des germes tétaniques est leur puissante vitalité : leur résistance aux agents qui détruisent généralement la plupart des bacilles connus a été observée par de nombreux auteurs qui ont consacré à cette question, dans un but que l'on comprend aisément, une attention toute spéciale.

Carle et Rattone (1), après avoir déterminé le tétanos chez des animaux en les inoculant avec des tissus pris dans la plaie d'un tétanique, conservèrent une émulsion faite avec ces tissus dans un vase clos maintenu à la température de 0° ; au bout d'un mois cette émulsion n'avait rien perdu de sa puissance tétanigène primitive.

Nicolaïer (2) note que la chaleur ne détruit les germes tétaniques que lorsqu'elle est suffisamment élevée : cet auteur a dû soumettre les terres tétanigènes à une température de 190° pendant une heure pour arriver à détruire les germes tétaniques qu'elles renfermaient.

Hochsinger (3) a pu produire un tétanos violent chez des animaux inoculés avec du sang desséché d'un homme mort tétanique trois semaines auparavant. Bonome (4) a observé que les cultures tétaniques desséchées peuvent donner le tétanos après

---

(1) Carle et Rattone, *loc. cit.* — (2) Nicolaïer, *loc. cit.* — (3) Hochsinger, *loc. cit.* — (4) Bonome, *loc. cit.*

quatre mois. Guérin (1) s'étonne que le pansement ouaté et le pansement de Lister ne gênent en rien le développement du tétanos. Ce fait s'explique par la grande résistance des germes tétaniques à l'action de la plupart des substances antiseptiques employées en chirurgie et un peu aussi peut-être par la nature du premier de ces pansements qui transforme la plaie sur laquelle il est appliqué en un milieu relativement anaérobie.

Sormani (2) a fait les expériences suivantes dans le but de connaître l'action de plusieurs substances antiseptiques sur les germes du tétanos. Des fragments de bois trempés dans des cultures tétaniques furent inoculés à divers animaux dans de petites poches pratiquées sous la peau. Ces morceaux de bois furent retirés de la poche d'inoculation au bout de 12, 24, 36, 48, 60 et 72 heures. La plaie fut alors lavée avec une solution de bichlorure de mercure à 2 0/00 et recouverte d'iodoforme. Parmi ces animaux, deux seulement dont la plaie avait été nettoyée d'une manière insuffisante moururent tétaniques : tous les animaux témoins succombèrent également au tétanos. L'iodol a donné à cet auteur des résultats analogues mais moins satisfaisants que le bichlorure de mercure joint à l'iodoforme.

Sormani conseille, comme moyen préventif du tétanos, le lavage à grande eau des plaies avec une solution de bichlorure de mercure à 2 0/00 et des pansements à l'iodoforme ou à l'iodol si la plaie est trop vaste. Il pense que l'on doit suivre ce traitement alors même que le tétanos s'est déjà déclaré, dans l'espoir de stériliser la plaie et d'arrêter la production des toxines.

Kitasato (3) a démontré également la vitalité considérable des germes tétaniques : des fils de soie trempés dans une culture pure du bacille de Nicolaïer furent placés, pendant quelque temps, dans un dessiccateur en présence de l'acide sulfurique et conservés ensuite à l'air libre : au bout de plusieurs mois ces fils se montrèrent encore doués d'une puissance tétanigène considérable.

Les spores du bacille du tétanos offrent aussi une grande résis-

(1) GUÉRIN, *Bull. Acad. de méd.*, 1888. — (2) SORMANI, *Riforma medica*, 29 août 1889 ; *Bull. della R. Acad. de med. de Roma*, 1889, an XV, fasc. VIII et *Reudiconte del. R. Instit. Lombardo*, nov. 1889. — (3) KITASATO, *loc. cit.*

tance à la chaleur ainsi qu'à certains agents chimiques : ces spores conservent, en effet, toute leur virulence après avoir été exposées pendant 3/4 d'heure à une température de 80°. Mais il suffit de les soumettre, pendant cinq minutes, à 100° pour les tuer. Une solution d'acide phénique à 50 0/00 ne les tue qu'après 15 heures ; elles sont cependant détruites au bout de 2 heures si l'on ajoute à la solution 5 0/00 d'acide chlorhydrique. On obtient le même résultat en les laissant séjourner pendant 3 heures dans une solution de bichlorure de mercure à 1 0/00 ou pendant 30 minutes dans cette même solution additionnée de 5 0/00 d'acide chlorhydrique.

En mélangeant 5 c. c. d'une culture du bacille du tétanos avec 10 c. c. de chloroforme et en inoculant ce mélange à des animaux, on provoque un tétanos très violent.

Bossano et Steullet (1), en faisant des expériences avec les tissus de la plaie d'un cheval mort tétanique dans la caserne du 1er hussards, à Marseille, ont pu constater que ces tissus étaient très virulents bien que la plaie du cheval eût été soumise à un traitement antiseptique (acide phénique 25 0/00 ; iodoforme).

Kitt (2), dans le cours des expériences relatées plus haut, put constater que les tissus de la plaie des sujets tétaniques conservent toute leur virulence après seize mois.

Tizzoni (3) a constaté que l'iodoforme n'exerce aucune influence sur les germes tétaniques : il empêche seulement le développement des saprophytes dans les cultures. Les substances chimiques qui détruisent ces germes sont, par ordre de puissance décroissante : le nitrate d'argent, le sublimé en solution acide (bichlorure de mercure 1 0/0, acide chlorhydrique 1/2 0/0), l'acide phénique etc. Le nitrate d'argent tue les spores en une minute lorsqu'il est employé en solution à 1 0/0 et en cinq minutes quand la solution est à 1 0/00.

D'après Tizzoni les plaies suspectes devraient être traitées par le nitrate d'argent.

Tizzoni (4) a repris plus tard ces mêmes expériences sur une

(1) Bossano et Steullet, Soc. de biologie, Séance du 9 nov. 1889. — (2) Kitt, loc. cit. — (3) Tizzoni, 7° réunion de la Soc. Ital. de chir. Florence, mars-avril 1890, Sem. méd., 1890, p. 111. — (4) Tizzoni, Riforma medica. 1890, n° 83, p. 195.

plus vaste échelle. Ce travail, fait en collaboration avec Mlle Cattani, a donné les résultats suivants.

Le nitrate d'argent à 1 0/0...... tue les germes tétaniques en	1 minute.
— 1 0/00..... — —	5 minutes
Le sublimé à 1 0/0 + H. Cl. à 1/2 0/0 — —	10 —
— sans acide chlorhydrique —	10 —
— 1 0/00 + acide phénique 5 0/0 et acide chlorhydrique à 1/2 0/0 —	10 —
— 2 0/00 + acide chlorhydrique à 1 0/0 ⎫	
— — — 1/2 0/0 ⎬ 2 à 3 heures.	
— 1 0/00.............................. ⎭	
La créoline à 5 0/0	3 heures.
L'acide phénique à 5 0/0	8 —
Le permanganate de potasse à 1 0/0....................	10 —
La vapeur d'eau	2 minutes.

Ces auteurs conseillent d'employer, en présence d'un cas de tétanos, le nitrate d'argent dans le traitement de la plaie, le mélange de bichlorure de mercure, acide phénique et acide chlorhydrique pour la désinfection des mains et pour la stérilisation des instruments et des objets de pansement, la vapeur d'eau.

Babes et Puscariu ont constaté que des fils de soie trempés dans une culture pure du bacille de Nicolaïer ne perdent leurs propriétés tétanigènes qu'après un séjour de 18 heures dans une solution d'acide phénique à 5 0/0 ou de 2 heures seulement lorsqu'on ajoute à la solution phéniquée 1/2 0/0 d'acide chlorhydrique. La solution de sublimé à 1 0/00 additionnée de 0,5 0/00 d'acide chlorhydrique tue les germes tétaniques en 30 secondes ; la vapeur d'eau à 100° en 5 minutes.

Sanchez Toledo et Veillon donnent, dans leur mémoire, des détails très curieux sur cette question. Ils ont conservé une terre tétanigène pendant 7 mois : cette terre resta pendant tout ce temps exposée à l'air et à la lumière diffuse du laboratoire sans perdre pour cela sa virulence.

Ces auteurs ont conservé aussi pendant 6 mois l'orteil d'une f.. me tétanique. Cet orteil placé simplement sous une cloche fut abandonné à la putréfaction : des animaux inoculés 6 mois

(1) Babes et Puscariu, *loc. cit.* — (2) Sanchez Toledo et Veillon, *loc. cit.*

après avec des fragments de tissus pris sur cet orteil contractèrent rapidement le tétanos.

MM. Sanchez Toledo et Veillon ont pu chauffer des cultures
du bacille du tétanos à 90° pendant un quart d'heure sans détruire leur virulence. Mais un séjour d'un quart d'heure dans la
vapeur d'eau à 100° ou de 5 minutes dans l'autoclave à 115° suffit pour tuer les germes tétaniques.

Les spores du bacille du tétanos résistent pendant plus de
10 heures à l'action d'une solution d'acide phénique à 5 0/0 :
une solution de bichlorure de mercure à 1 0/00 ne tue ces spores qu'après 3 heures.

Cette étude nous permet de poser les conclusions suivantes :

1° La résistance des spores du bacille du tétanos est considérable.

2° Elle explique les endémies et les épidémies de tétanos ainsi
que les cas de contagion à longue échéance.

3° L'antisepsie des plaies suspectes devra être des plus rigoureuses et sera faite en s'inspirant des recherches de Sörmani,
Tizzoni et Cattani, Babès et Puscariu et Sanchez Toledo et Veillon.

CHAPITRE IV. — DES DIVERSES VARIÉTÉS DE TÉTANOS
AU POINT DE VUE PATHOGÉNIQUE.

Jusqu'à ces dernières années les auteurs ont décrit diverses
variétés de tétanos qu'ils hésitaient à identifier au tétanos traumatique. En faisant l'étude de ces différentes formes cliniques
de tétanos, nous aurons particulièrement en vue (1) :

1° Le tétanos *spontané* ;

2° Le tétanos *puerpéral* ;

3° Le tétanos *des nouveau-nés*.

1° **Tétanos spontané, médical, rhumatismal.** — Ces trois dé-
nominations ont été appliquées par les auteurs au tétanos non
traumatique. On sait, en effet, qu'au point de vue étiologique,

(1) Nous ne parlerons pas ici du tétanos *céphalique*. Il est reconnu aujourd'hui
qu'il s'agit là d'une forme partielle de tétanos singularisée par la localisation spéciale de la porte d'entrée du virus.

les pathologistes se sont divisés, en ce qui concerne le tétanos, en dualistes et en unicistes : les dualistes admettent un tétanos médical ou spontané à côté du tétanos chirurgical ou traumatique ; les unicistes n'acceptent pas cette double origine.

La doctrine dualiste a eu des représentants jusque dans ces derniers temps ; nous la voyons admise par Richelot dans sa thèse d'agrégation de 1875. Elle n'a été sérieusement combattue que par les partisans de la théorie infectieuse, en tête desquels il faut citer Verneuil (1).

Voici la critique que l'on peut faire de cette doctrine :

a) La dénomination de tétanos rhumatismal est absolument vicieuse, car de deux choses l'une : ou bien on explique le tétanos spontané par le rhumatisme ou bien on se sert du mot « rhumatismal » pour montrer que le froid est la seule cause du tétanos. Examinons ces deux opinions :

Dans le premier cas on invoque la diathèse arthritique. Mais c'est là une hypothèse absolument gratuite qui ne repose sur aucun argument sérieux. Dans le second cas on adopte une manière de voir un peu trop ancienne, qui consiste à comprendre sous la qualification de rhumatismale toutes les affections développées sous l'influence du froid. Remarquons en outre que le froid est loin d'expliquer le tétanos médical et qu'il serait facile de citer bien des observations de tétanos spontané où le refroidissement n'a joué aucun rôle. (Observation XII de la thèse de Richelot (2), 1875 ; observation de Bouchaud (3) (de Lille) etc.).

b) Un argument sérieux en faveur du tétanos *spontané* est emprunté à la pathologie animale : il s'agit du « mal de cerf ». On entend par là un état pathologique spécial qui survient chez les animaux surmenés par une longue course : les animaux (cerf, sanglier, cheval) peuvent dans ces conditions être atteints, à un moment donné, d'une forte raideur des membres qui les met dans l'impossibilité de marcher et leur donne tout à fait l'aspect tétanique. Cette ressemblance est si parfaite que pendant long-

(1) Verneuil, in *Acad. des sciences*, 3 oct. 1887 ; 16 janv. 1888, in *Gaz. hebd. de méd. et de chir.*, 1888, n° 3 ; in *Bull. de l'Acad. de méd.*, 1889, et in *Revue de chirurgie*, 1887-88. — (2) Richelot, *loc. cit.* — (3) Bouchaud (de Lille), *Journal des sciences méd. de Lille*, 21 février 1890.

temps les vétérinaires ont identifié le tétanos au mal de cerf. Mais les recherches récentes, particulièrement celles de Trasbot (1), ont établi que le mal de cerf n'avait rien de commun avec le tétanos : il est probable que cet état pathologique est le résultat d'une auto-intoxication due à l'accumulation dans l'organisme de certaines substances toxiques produites par un travail musculaire exagéré.

c) Les rapports qui existent entre les deux formes de tétanos *traumatique* et *spontané* sont des plus intimes : sous le rapport symptomatique aucune différence essentielle ; sous le rapport de la marche et du pronostic de la maladie il n'y a entre le tétanos spontané et le tétanos traumatique qu'une seule différence : le tétanos spontané évolue *en général* sous une forme plus bénigne que le tétanos traumatique ; sous le rapport thérapeutique les mêmes médications ont donné des succès et des insuccès dans les deux formes de la maladie ; enfin au point de vue étiologique on trouve les mêmes causes prédisposantes dans un cas comme dans l'autre et de plus, dans certaines épidémies, on a vu des cas de tétanos dits spontanés alterner avec des cas de tétanos traumatique. Cette identité des deux formes du tétanos a été démontrée d'une façon éclatante par Mathieu (article Tétanos chirurgical du Dictionnaire de Dechambre) et par Raymond (article Tétanos médical du même ouvrage).

d) Un autre argument invoqué à l'appui du tétanos *spontané* est le suivant ; dans le tétanos médical il n'y a pas de plaie, pas de traumatisme. Ce manque de porte d'entrée du virus tétanique était un argument que faisait valoir la théorie nerveuse contre les défenseurs de la théorie microbienne. Malheureusement pour les partisans du tétanos spontané, bien des cas de tétanos considérés d'abord comme spontanés se sont transformés en tétanos traumatiques lorsqu'une enquête sérieuse a permis de trouver la porte d'entrée du virus tétanique. On peut lire, à ce sujet, les observations si curieuses de Larger (2) à propos de la malade du docteur Labarrière (de Poissy), de Ricochon (3), touchant l'épi-

(1) Trasbot, *Bull. Soc. centr. des vétérinaires*, 1881 et *Bull. Acad. méd.*, 1889, p. 232. — (2) Larger, *Bull. Soc. chirurgie*, 1883. — (3) Ricochon, *Gaz. hebd. de méd. et de chir.*, 1888.

démie de la commune de la Charrière ; de Kumat (1). Ce dernier auteur cite le cas d'un malade que l'on croyait atteint de tétanos spontané : on le présenta comme tel, à la clinique, et l'élève qui fut chargé de l'examiner découvrit une épine de palmier profondément enfoncée dans la paume de la main.

« J'imagine, dit Verneuil en parlant du tétanos médical, qu'en
» tenant rigoureusement compte de toutes les conditions patho-
» géniques, on découvrira presque toujours la solution de conti-
» nuité présente ou passée et qu'en conséquence l'existence du
» tétanos spontané deviendra de plus en plus problémati-
» que (2) ».

Verneuil, sur 27 cas de tétanos, dits spontanés, a pu relever trois fois des lésions du pharynx qui paraissent avoir été la porte d'entrée des germes tétaniques (obs. de Cagnat (3), de Maurel (4) et de Buisson.) (5)

Buisson (d'Auberchicourt) est appelé le 13 novembre 1887 auprès d'un homme, âgé de 60 ans, qui se plaignait de douleurs dans la gorge. Environ trois semaines avant cet homme s'était livré à un travail un peu pénible par un temps pluvieux et dans une cour exposée à tous les vents : une fois la besogne finie il avait ressenti des frissons violents, et commença, à partir de ce moment-là, à souffrir de la gorge. Buisson ne découvrit ce jour-là aucune lésion du pharynx ni des parties environnantes et ne prescrivit aucun traitement, mais ayant constaté une immobilité complète de la moitié gauche du visage avec déviation de la commissure buccale, il diagnostiqua une paralysie faciale *à frigore*. Rappelé le 19 novembre il constate du trismus et de la dyspnée ; il crut d'abord à la formation d'un abcès de la gorge, mais ne tarda pas à se convaincre qu'il avait affaire à un cas de tétanos de nature spontanée. Cependant le 30 novembre le malade rendit, pendant un accès, un crachat sanguinolent ; ce phénomène se reproduisit le lendemain et l'on constata en outre qu'en faisant dans la bouche des injections boriquées le liquide

(1) KUMAT, *The Lancet*, 1878, vol. 1, p. 593. — (2) VERNEUIL, *Bull. Acad. des sciences*, 3 oct. 1887. — (3) CAGNAT, in VERNEUIL, *Bull. méd.*, 1887. — (4) MAUREL, in VERNEUIL, *Bull. méd.*, 1887. — (5) BUISSON, *Gaz. heb. de méd. et de chir.*, 1888, nᵒ 2.

ressortait légèrement teinté de sang. Ces phénomènes tétaniques persistèrent pendant trente jours et le malade guérit.

Buisson donne comme enseignement à tirer de ce fait qu'il ne faut pas se hâter, dans des cas analogues, de nier l'existence d'une lésion servant de porte d'entrée au virus tétanique, parce que cette lésion n'a pas été trouvée d'emblée.

Bouchaud (1) (de Lille) dans une observation de tétanos sans plaie voit, dans des lésions pulmonaires, la porte d'entrée du virus tétanique. Il s'agit dans ce cas d'un homme qui fut atteint de tétanos pendant le cours d'une pneumonie du sommet gauche (2).

Étant donné la critique que nous venons de faire du tétanos spontané, nous pouvons hardiment en nier l'existence et conclure avec Verneuil que : « le problème pathogénique se réduit à dé-» couvrir comment et quand s'effectue la pénétration des germes » infectieux ; si c'est par effraction grâce à une plaie, ou bien par » absorption sans traumatisme. Par conséquent il n'y aura pas » de tétanos spontané puisqu'on retrouvera toujours un poison » identique jouant le rôle de cause constante et nécessaire (3) ».

2° Tétanos puerpéral. — Le tétanos puerpéral a été rattaché plus facilement au tétanos traumatique. Ici, en effet, il n'y a que le siège de la blessure qui soit tout spécial, car en réalité, après un accouchement ou un avortement la femme est dans les conditions d'une blessée ordinaire et susceptible par conséquent d'être infectée par le germe tétanique. La contagion tétanique peut se produire ici de différentes manières :

1° *Contagion entre femmes accouchées :* Gautier (4), dans un travail récent, ne cite aucun cas de ce genre de contagion.

2° *Contagion entre un blessé et une femme accouchée :* Amon (5) cite le cas d'une femme chez laquelle il fit l'extraction du placenta adhérent après avoir pansé un malade tétanique et qui contracta le tétanos.

---

(1) BOUCHARD (de Lille), *loc. cit.* — (2) Cette hypothèse peut très bien s'accorder avec les expériences de Sormani exposées plus haut. Les germes tétaniques peuvent, en effet, ne pas se développer dans le poumon sain, mais se développer dans le poumon malade. — (3) VERNEUIL, *Bull. de l'Acad. des sciences*, 3 oct. 1887. — (4) GAUTIER, *Rev. méd. de la Suisse Romande*, déc. 1889. — (5) AMON, *Munchner med. Woch.*, p. 427, 1857.

3° *Contagion entre une femme accouchée et un nouveau-né* :
Simpson (1) rappelle dans son mémoire le cas suivant dû à Lever :
ce médecin traitant une femme devenue tétanique 72 heures
après l'accouchement vit l'enfant de cette femme succomber au
tétanos quelques jours après.

Scheef (2) a vu une femme succomber au tétanos puerpéral
dans une maison où un enfant était mort tétanique.

4° *Contagion entre un nouveau-né et une femme accouchée* :
Plain (3), vétérinaire à Sens, a publié les détails d'une petite
épidémie de tétanos où l'on voit dans la même ferme un nouveau-né, puis un autre nourrisson allaité par la même femme
succomber au tétanos ; 20 jours après c'est le tour du cheval ;
enfin la femme dont l'enfant nouveau-né était mort tétanique
contracte également le tétanos.

Ce sont là les seules observations citées en faveur de la contagion du tétanos puerpéral. Leur nombre étant assez restreint,
nous nous rangerons, à ce sujet, à l'avis de Gautier qui pense
que l'on doit attendre des exemples plus nombreux et plus ex-
plicites pour être édifié d'une manière complète sur cette question.

3° **Tétanos des nouveau-nés.** — Le tétanos des nouveau-nés
(*trismus nascentium*) doit, sans contredit, être assimilé au tétanos traumatique. Cette identité a d'ailleurs été reconnue implici-
tement par nous, dans le cours de ce mémoire, puisque nous
n'avons pas hésité à invoquer des observations de tétanos des
nouveau-nés, comme arguments cliniques en faveur de la théorie infectieuse.

Il importe pourtant d'examiner, d'une manière rapide, les
idées émises sur la pathogénie de cette affection et de montrer
sur quelles preuves on s'est basé pour identifier le tétanos des
nouveau-nés au tétanos traumatique.

Théories sur l'origine du tétanos des nouveau-nés. — *a*) Parrot (4) a cherché à prouver que le tétanos des nouveau-nés constitue une variété de la forme convulsive ou éclamptique de l'en-

---

(1) Simpson, *Obstl. mem. and contribution*, Edinburgh, 1851. — (2) Scheff, *loc.
cit.* — (3) Plain in Verneuil, *Revue de chirurgie*, 1887-88. — (4) Parrot, *Archives. gén. de méd.*, août 1872.

céphalopath'e uré·nique. Cette opinion peut, en effet, s'appliquer à certaines convulsions observées chez l'enfant mais on ne saurait la généraliser.

b) On a invoqué l'existence d'hémorrhagies méningées dont le trismus serait la conséquence. Mais, Bouchut (1) a démontré que ces hémorrhagies n'étaient pas la cause mais au contraire un des effets du trismus des nouveau-nés.

c) Hartingan (2) soutient l'opinion de Marion Sims qui prétend que le trismus est causé par la compression mécanique du cerveau provoquée par le déplacement des os du crâne (déplacement dû au décubitus dorsal). On conçoit combien cette opinion est hypothétique.

d) Certains auteurs ont accusé la température. Nous avons vu plus haut ce que l'on doit penser du froid, considéré comme cause du tétanos.

e) Enfin la majorité des auteurs modernes invoquent l'infection. Déjà au commencement de ce siècle Franck (3) conseillait aux femmes enceintes de quitter, quelque temps avant la délivrance, les lieux où règne le tétanos et de n'y ramener leurs nourrissons qu'après la cicatrisation de la plaie ombilicale. A peu près à la même époque Calles (4) observa que, dans une ville où le tétanos des nouveau-nés était endémique, aucun cas de cette maladie ne s'était présenté, depuis que les plaies ombilicales des nourrissons étaient pansées avec des compresses trempées dans de l'alcoolat de térébenthine. Calles conseille d'employer ce genre de pansement.

Hancock (5) apprend que depuis longtemps les sages-femmes indiennes appliquent des charbons ardents sur le bout ombilical du cordon après section et avant la ligature, et cela dans le but d'éviter que les nouveau-nés contractent le tétanos.

Ces faits témoignent que, même à une époque assez éloignée de nous, on admettait déjà que la cause du tétanos des nouveaunés pouvait résider dans un élément infectieux venant se déposer sur la plaie ombilicale. Nous possédons aujourd'hui des

(1) Bouchut, *Maladies de l'enfance*, 1882. — (2) Hartingan cité par Anne, *New med. Sciences*, 1882. — (3) Franck, *Journal de l'Assoc. des méd. de Schlesvig Holstein*, août 1888. — (4) Calles, *eod. loc.* — (5) Hancock, *Arch. f. Hunderkeilk*, n° 4, p. 35, 1883.

preuves sérieuses qui nous permettent d'affirmer le caractère infectieux de cette affection.

Preuves de l'origine infectieuse du tétanos des nouveau-nés. — Les preuves de l'origine infectieuse du tétanos des nouveau-nés ont été empruntées à l'expérimentation et à la clinique.

1° *Preuves expérimentales.* — Peiper (1) trouve dans la sérosité de la plaie ombilicale d'un enfant tétanique des micro-organismes en forme de bâtonnets. Les inoculations faites avec les cultures de ces bacilles ainsi qu'avec les tissus de la plaie ombilicale de cet enfant ont déterminé le tétanos.

Beumer (2) produit le tétanos chez des souris, en les inoculant avec des fragments du cordon ombilical de plusieurs enfants atteints de tétanos. D'autre part, en déposant du pus d'un sujet tétanique sur le cordon ombilical de jeunes cobayes, il a provoqué le tétanos chez ces animaux.

Kiskensky (3) a inoculé à des animaux du pus et des tissus pris dans la plaie ombilicale d'enfants morts tétaniques et a obtenu ainsi des résultats positifs.

Lop (4), à propos d'un cas de tétanos d'un nouveau-né survenu en 1889 à l'île du Frioul, près Marseille, a fait dans le laboratoire du professeur Rietsch, les expériences suivantes :

a) Inoculation de fragments de la moelle de l'enfant chez trois cobayes. Résultats négatifs.

b) Inoculation du pus de la plaie ombilicale chez trois cobayes. Deux de ces animaux succombèrent au tétanos.

c) Inoculation de cultures en sérum faites avec ce même pus. Résultats positifs.

d) Inoculation de la vase provenant du fond d'une petite mare dans laquelle avaient été lavés, au Frioul, les linges de l'enfant. Les deux cobayes inoculés avec cette vase contractèrent le tétanos. Avec le pus trouvé dans la poche d'incubation de ces animaux on ensemença plusieurs tubes de sérum de veau liquide. Après quelques jours de séjour à l'étuve d'inoculation ces cultures renfermaient de nombreux bacilles de Nicolaïer.

(1) Peiper, *Centralb. f. klinische med.*, n° 30, 1887. — (2) Beumer, in *Deutsche med. Woch.*, 1888, p.176. —(3) Kiskensky, *loc. cit.* — (4) Lop (de Marseille), *Marseille médical*, 1889, et *Soc. de chirurgie*, 6 nov. 1889.

Les animaux (cobayes) inoculés avec ces cultures moururent tétaniques.

De ces recherches expérimentales on peut conclure que le tétanos des nouveau-nés est identique au tétanos traumatique.

2° *Preuves cliniques*. — Des observations cliniques très nombreuses et très concluantes démontrent que le tétanos des nouveau-nés offre le triple caractère endémique, épidémique et contagieux.

α) **Caractère endémique.** — La fréquence du trismus des nouveau-nés dans les pays de la zone torride ressort des statistiques de Fournier Pescay (Dictionnaire de médecine en 30 volumes) et de Poncet (Dictionnaire de Jaccoud). Nous pourrions également citer, à ce sujet, les observations de Bajon, à Cayenne, en 1770 ; de Madier, dans le Vivarais, en 1788 ; de Schleinner, en Islande, en 1850 ; de Raynal, à la Louisiane, en 1857 ; de Labonne, en Islande, à St. Kildo et à Westmneyer, en 1889. Ces observations ont été exposées en détail, dans le cours de ce mémoire.

β) **Caractère épidémique.** — On trouvera aussi dans notre chapitre des épidémies d'hôpital le récit des épidémies de tétanos des nouveau-nés observées par Underwood, à Londres, en 1784 ; par West, à Dublin, en 1831 ; par Cederschjelf, à Stockholm, en 1842 ; par Stadfeldt, à Copenhague, en 1874 ; par Ball, à Dublin, en 1887.

γ) **Caractère contagieux.** — Plusieurs cas peuvent être invoqués à l'appui du caractère contagieux du tétanos des nouveau-nés.

1er CAS. Transmission d'un enfant à un enfant : voir à ce sujet les observations si démonstratives de Stadfeldt, citées plus haut.

2e CAS. Transmission d'un blessé tétanique à un enfant. Ici peut se ranger l'observation faite par Ricochon, à Faye-sur-Ardin, que nous avons déjà exposée.

3e CAS. Transmission d'un enfant à une femme. Elle est démontrée par les observations de Plain (de Sens) et de Scheef.

4e CAS. Transmission d'une femme accouchée tétanique à un enfant nouveau-né : ce genre de transmission du tétanos est établi par l'observation de Simpson que nous avons citée en faisant l'étude du tétanos puerpéral.

Conclusions. — De l'ensemble des faits expérimentaux et cliniques que nous venons d'exposer, on peut tirer les conclusions suivantes :

1° Le tétanos des nouveau-nés est identique au tétanos des adultes.

2° Le tétanos des nouveau-nés est provoqué par le bacille de Nicolaïer.

<h2 align="center">CHAPITRE V. — Associations microbiennes du bacille du tétanos.</h2>

L'étude des associations microbiennes, qui est de date toute récente (1), nous démontre qu'en certaines circonstances le bacille de Nicolaïer peut infecter un organisme déjà envahi par un autre microbe. Les observations ne sont pas encore très nombreuses, mais elles sont bien démonstratives.

1° **Association avec le vibrion septique.** — La coexistence du tétanos avec la gangrène a été signalée, depuis longtemps, par les chirurgiens. Y a-t-il là une simple coïncidence ou bien peut-on établir un rapport intime entre la gangrène et le tétanos ? Verneuil (2) a démontré qu'il y avait entre ces deux maladies un rapport réel. Cette démonstration peut se faire par des preuves expérimentales et cliniques.

a) *Preuves expérimentales :* — On sait que la terre cultivée renferme divers microbes pathogènes, au premier rang desquels il faut placer le vibrion septique de Pasteur et le bacille de Nicolaïer. Les inoculations faites avec ces terres développent chez les animaux deux maladies différentes : la septicémie gangréneuse due au vibrion septique ; le tétanos provoqué par le bacille de Nicolaïer. Les deux microbes se trouvant d'habitude réunis dans la terre inoculée, les inoculations engendrent, sans qu'à la vérité on sache exactement pourquoi, tantôt l'une, tantôt l'autre de ces

____

(1) Rooer, *Revue générale sur les infections combinées.* — (2) Verneuil, *Gazette des Hôpitaux.* 1er février 1890.

maladies. En raison de l'activité inégale et de la durée d'incubation différente de leurs virus respectifs, les deux maladies n'apparaissent pas en même temps : la septicémie se déclare dans les premières heures ou les premiers jours après l'inoculation ; le tétanos ne se montre habituellement que vers le quatrième ou le cinquième jour, parfois plus tard. Si l'on ne constate pas, dans la plupart des cas, la septicémie et le tétanos en même temps chez le même animal, cela tient à ce que la première de ces maladies provoque la mort de l'animal avant l'époque à laquelle la seconde peut se manifester.

b) Preuves cliniques. — De même que l'expérimentation la clinique nous apprend que les plaies chez l'homme peuvent se compliquer de septicémie gazeuse ou de tétanos quand elles ont été souillées par la terre. Ces deux affections sont extrêmement graves chez l'homme comme chez l'animal. Toutefois la septicémie gangréneuse, grâce aux traitements actifs qu'on peut employer contre elle, ne tue pas toujours le malade ou du moins le tue moins souvent et moins brutalement que le tétanos.

Bien que, pour la raison que nous avons indiquée plus haut, le tétanos et la septicémie ne s'observent pas fréquemment réunis chez le même individu, il existe des cas dans lesquels ces deux maladies ont évolué ensemble chez le même sujet, Schrimpton (1) en cite deux exemples :

1re *Observation* : Un soldat atteint de dysenterie depuis le 30 décembre 1848 est atteint de gelures des membres inférieurs pendant une expédition en Algérie. Entré à l'hôpital de Sétif on vit évoluer chez lui une gangrène gazeuse dans les membres gelés. Le 17 janvier le tétanos éclata et le malade succomba le 20 janvier.

2e *Observation* : Un autre malade atteint également de gelures des pieds avec gangrène consécutive, soigné dans le même hôpital que le soldat de l'observation précédente, fut pris de tétanos le 21 janvier et succomba au bout de quelques jours.

Labit (2), médecin major au 35e de ligne, rapporte l'observation suivante. A Rouen, en 1885, un chasseur à cheval fait une chute dans un manège et se fait une fracture de l'avant-bras avec plaie. La plaie qui avait été souillée par la terre du manège ne fut dé-

(1) Schrimpton, *loc. cit.* — (2) Labit, in Verneuil, *loc. cit.*

sinfectée que quelque temps après l'accident. Au bout de quelques jours la gangrène frappe le membre blessé qui est amputé. Trois jours après l'amputation le tétanos se déclare et emporte le malade.

Tedenat (1), professeur à la Faculté de médecine de Montpellier, fournit deux observations analogues : le premier cas concerne un homme de trente ans qui, en tombant de cheval, se fait une plaie assez étendue au bras : cette plaie est souillée par du fumier. Une heure après l'accident le blessé éprouve un violent frisson. Le lendemain il est aisé de voir que cet homme est atteint de septicémie gazeuse. Traité par des bains antiseptiques permanents, le membre blessé allait mieux quand le huitième jour le tétanos éclate et le malade meurt au bout de 48 heures.

Le second cas se rapporte à une jeune fille qui s'était fait une luxation du pied avec plaie : comme dans l'observation précédente la plaie avait été souillée par la terre. Le troisième jour après l'accident on constate chez cette fille une arthrite purulente avec phlegmon diffus s'étendant jusqu'au genou. Le vingtième jour le tétanos éclate mais la malade guérit.

De l'ensemble de ces preuves cliniques et expérimentales, nous tirerons les conclusions suivantes :

1° La coïncidence chez l'homme de certaines formes de gangrène et de tétanos n'est pas due au hasard. Elle résulte de l'introduction simultanée dans une plaie du vibrion septique et du bacille de Nicolaïer, bacilles qui se trouvent souvent réunis dans la terre cultivée.

2° Ces deux maladies, contemporaines à leur origine, évoluent cependant, dans la suite, d'une manière distincte conformément à l'action propre de leur virus respectif.

3° Le développement de la septicémie gangréneuse chez un blessé doit faire redouter l'apparition du tétanos.

2° Association avec d'autres micro-organismes. — Le bacille de Nicolaïer peut se développer concomitamment dans le même organisme avec d'autres microbes que le vibrion septique.

a) ÉRYSIPÈLE. — Hocose (2) a vu un blessé atteint à la fois

---

(1) TEDENAT, in VERNEUIL, *loc. cit.* — (2) HOCOSE, *The Lancet*, 1877, p. 882.

d'érysipèle et de tétanos. Nankiwel (1) a vu un érysipèle se développer chez un homme à la suite d'une blessure légère siégeant sur l'aile du nez. Le septième jour après l'accident le tétanos survint.

Verneuil (2) a vu l'érysipèle et le tétanos éclater le même jour chez un blessé. Dans un autre cas l'érysipèle s'est manifesté pendant le cours d'un tétanos.

b) VARIOLE. — Fournier Pescay (3) a observé des enfants atteints de tétanos à la suite de variole.

c) SCARLATINE. — Schaffer (4) a vu la scarlatine se déclarer chez une femme tétanique.

d) DOTHIÉNENTÉRIE. — L'association du bacille de Nicolaïer et du bacille typhique est démontrée par une observation de Belhomme (5), médecin major à Dinan. Un dragon était en traitement à l'hôpital de Dinan pour une fièvre typhoïde. Dans un accès de délire il se jette par la fenêtre et se fait une fracture comminutive de la cuisse : quatre jours après le tétanos se déclara.

e) PNEUMONIE. — Verneuil (6) cite le cas d'un malade chez lequel le tétanos évolua parallèlement à une pneumonie.

Bouchaud (7) (de Lille) a vu une pneumonie se déclarer chez un homme tétanique.

On a signalé enfin des cas de tétanos se déclarant chez des malades atteints de phlegmon (Polaillon (8) ou d'affections pharyngées (Cognart, Maurel et Buisson) (9).

NOTA : Il est une remarque importante à faire à propos de cette étude sur les infections combinées : elle résulte des observations de Jeannel et de Verneuil. La pyohémie ne s'est peut-être jamais trouvée associée au tétanos et il est possible qu'il y ait, entre ces deux maladies, un antagonisme réel. Ce fait ne serait pas d'ailleurs nouveau, car on sait que l'on a proposé dernièrement, en Russie, de traiter la diphthérie par l'inoculation de l'érysipèle. L'évolution de l'érysipèle coupant court, prétend-on, à l'affection diphthéritique.

(1) NANKIWELL, *The Lancet*, 1883, p. 58. — (2) VERNEUIL, *Mémoires de chir.*, 1888, Paris, p. 233 et 321. — (3) FOURNIER PESCAY, *loc. cit.* — (4) SCHAFFER, *Deutsche med. Woch.*, 1888, n° 52. — (5) BELHOMME, *Arch. de méd. et de pharm. milit.*, juin 1890. — (6) VERNEUIL, *Mémoires de chirurgie*, Paris, 1888, p. 321. — (7) BOUCHAUD, *Journal des Sc. méd. de Lille*, 21 fév. 1890. — (8) POLAILLON, *Sc. de chirurgie*, 1883. — (9) Voir chapitre Tétanos spontané.

CHAPITRE VI. — Question de la provenance du virus.

Quand on considère les maladies infectieuses sous le rapport de leur origine, on peut les classer en deux groupes suivant que le germe infectieux provient du sol ou bien d'un être vivant. De là cette division classique de ces germes en telluriques et animaux (entendant sous cette dénomination l'homme aussi bien que l'animal). Le choléra, la malaria, etc. font partie du premier groupe ; la rage, la morve etc. relèvent du second.

A. — Origine animale du tétanos (Théorie équine).

A. Historique. — Le tétanos vient du cheval comme la rage vient du chien. Le tétanos est produit par un poison animal et l'animal dont il provient est le cheval. Cette doctrine a été soutenue pour la première fois par Verneuil (1) dans un mémoire paru le 10 septembre 1886. Dans ce mémoire Verneuil apprend que cette idée lui est venue en lisant l'importante communication de Larger à la Société de chirurgie, le 28 octobre 1885, à propos de ce cas de tétanos qui se produisit dans la petite commune d'Achères et que nous avons exposé en détail plus haut. Suspectant dès lors le cheval, Verneuil fait appel aux médecins et aux vétérinaires, leur demandant des faits pour juger la valeur de son hypothèse. C'est l'exposé des observations nombreuses recueillies par leur intermédiaire qui fait dès lors l'objet de publications diverses de l'auteur dans la *Gazette hebdomadaire de médecine et de chirurgie (1886-1889)*; dans la *Revue scientifique (1887-1888)*; dans la *Revue de chirurgie (1887-1888)* (2), Enfin, en 1889, la question est débattue au sein de l'Académie de médecine (3).

Cette thèse de l'origine équine du tétanos, adoptée par un

(1) VERNEUIL, *Gaz. hebd. de méd. et de chir.*, 10 sept. 1881. — (2) VERNEUIL, *Gaz. hebd. de méd. et de chir.*, 1886, p. 704 (Compte rendu du II⁰ Congrès de chirurgie, octobre); p. 780 et suiv.; p. 798 et suiv.; p. 813 et suiv.; 1890, p. 493; *Revue scientifique*, 21 janv. 1887 ; 23 février 1888 ; *Revue de chirurgie*, 1887, n⁰⁰ 10 et 12, n⁰⁰ 3 et 5 ; *Médecine moderne*, 6 nov. 1890. — (3) VERNEUIL, in *Bull. Acad. méd.*, 1889.

grand nombre de médecins et de vétérinaires, a été, d'autre part, défendue plus ou moins énergiquement dans plusieurs thèses inaugurales ; à Paris, par Collin et Prévot, à Bordeaux, par Crossuard ; à Montpellier, par Millet. Voyons en quoi consiste cette théorie.

B. Exposé de la théorie équine. — Le cheval joue le rôle essentiel dans la propagation du tétanos et si l'on proscrivait le tétanos du cadre de la pathologie équine on supprimerait, du même coup, le tétanos humain. Étant donné, en effet, un cas de tétanos chez l'homme, on peut affirmer que par une filiation plus ou moins longue on aboutira toujours à un cheval tétanique. Certainement les intermédiaires peuvent être fort divers et très nombreux, car la contagion tétanique a essentiellement le caractère médiat ; mais en dernière analyse c'est le cheval tétanique qui est la cause du mal.

Dans beaucoup d'observations on ne voit qu'une relation : le blessé d'une part et un cheval sain de l'autre. Or, ici, il importe de dissiper dès à présent tout malentendu. Verneuil ne soutient pas qu'un cheval, en tant que cheval, peut recéler le virus tétanique. Il déclare seulement que lorsqu'un cheval est tétani-fère sans être tétanisé lui-même, c'est qu'il a reçu le virus d'un autre cheval qui lui était tétanique, ou bien de la terre ou de tout autre objet *préalablement infecté par un cheval tétanique.* « Le » cheval, dit Verneuil, ne peut recéler le virus tétanique qu'à » titre de dépôt, lequel dépôt peut se faire sous deux formes : » intus et extra, si je puis m'exprimer ainsi. Dans le premier » cas il devient tétanique ; dans le second il est tétanifère. Le » cheval tétanifère est donc un cheval malsain qui néanmoins » n'est pas malade, pouvant présenter tous les attributs, toutes » les apparences de la santé. Le cheval tétanifère est tout aussi » admissible que le médecin qui transmet une maladie infec- » tieuse à son client. Ni l'un ni l'autre ne sont évidemment ma- » lades ; tous les deux sont évidemment malsains et nuisibles à » leur prochain auquel ils peuvent, sans contredit, donner, par » le mécanisme de la contagion médiate, une maladie qu'ils » n'ont pas ».

La majorité des auteurs qui acceptent la théorie infectieuse du tétanos admettent, avec Nicolaïer, que c'est dans la terre que réside le germe tétanique. Verneuil admet lui que si la terre a une virulence tétanigène considérable, elle la doit à sa souillure par le cheval tétanique. Et pour soutenir que dans la double virulence du cheval et de la terre, la priorité appartient à l'animal, l'auteur invoque trois ordres d'arguments.

C. ARGUMENTS EN FAVEUR DE LA THÉORIE ÉQUINE. — Les arguments suivants ont été invoqués à l'appui de la théorie équine.

1° Relevé des professions démontrant, pour le tétanos comme pour la morve, que ceux-là surtout sont exposés qui sont en contact avec des chevaux.

2° Enquête sur la nature des agents vulnérants et sur les circonstances précédant, accompagnant ou suivant la blessure, d'où il résulte que celles-ci sont, dans un très grand nombre de cas, souillées par le cheval sain ou tétanisé ou bien par la terre fumée.

3° Distribution géographique du tétanos équin et humain qui montre les rapports numériques intimes qui existent entre les deux.

Donnons quelques détails sur la valeur de chacune de ces preuves.

PREMIÈRE PREUVE. — *Professions exercées par les sujets atteints de tétanos.* — D'après Verneuil cette étude est des plus instructives. A l'époque où l'on contestait que la morve fut contagieuse et que la contagion venait du cheval, un argument de premier ordre fut celui qui démontra, jusqu'à la dernière évidence, que les individus exposés à contracter cette maladie étaient précisément ceux que leurs occupations journalières mettaient en contact avec le cheval et avec les objets contaminés par lui. D'après cela, Verneuil a supposé que si l'hypothèse de la provenance équine du tétanos était exacte, le relevé des professions exercées par les tétaniques fournirait une preuve frappante en faveur de sa théorie. Or, le résultat a paru confirmer cette prévision. Dans les nombreuses observations venues des quatre coins de la France, Verneuil constate qu'un très grand nombre de cas de tétanos s'observent chez des individus en contact habituel avec le cheval : des charretiers, des cochers, des palefreniers, des garçons d'écurie, des maréchaux-ferrants, des marchands de chevaux, des équarrisseurs, des cultivateurs, des fermiers, etc.

Touchant les cavaliers, dans l'armée, le chirurgien militaire Reynier fournit le renseignement suivant : les statistiques de l'armée de terre consultées pour une période de neuf ans (1873-1881) ont donné, pour 100.000 hommes, une mortalité, pour le tétanos, de 0,88 pour l'infanterie ; 1,05 pour l'artillerie ; 2,15 pour la cavalerie.

Comme annexe à ces professions on est en droit d'ajouter les artisans travaillant à la terre cultivée et maniant continuellement des engrais d'animaux et surtout du fumier de cheval, tels que jardiniers, maraîchers, laboureurs, terrassiers, etc.

Il résulte donc de cette étude que, pour le tétanos comme pour la morve, les professions constituent une prédisposition des plus sérieuses, sinon même la seule que l'on puisse invoquer.

DEUXIÈME PREUVE. — *Enquête sur le mode d'infection des blessures.* — Cette enquête est des plus importantes : voici pourquoi.

Presque toutes les professions offrent un contingent au tétanos puisqu'on trouve parmi les tétaniques des marins, des médecins, des épiciers, des bouchers, des serruriers, des commerçants, etc. Ces cas paraissent tout d'abord contredire la théorie équine. Mais après plus ample informé ces faits rentrent d'eux-mêmes dans le rang. Nous voyons en effet, dit Verneuil, que l'on peut toujours faire entrer un blessé tétanique dans l'une des catégories suivantes :

1° Le tétanique a été par hasard en contact direct avec un cheval atteint de tétanos.

2° Il a été mordu ou blessé par un cheval tétanique ou même sain.

3° Il a été blessé par un agent quelconque et sa blessure a été en contact avec le cheval ou avec un objet qui lui a servi.

4° Il a été blessé par un objet en rapport constant avec le cheval (harnais, fouet, machine agricole, etc.).

5° Il présente une blessure d'une nature quelconque qui a été souillée par les déjections du cheval ou par de la terre imprégnée de ces déjections.

6° Il n'a eu aucune relation avec le cheval, mais la contagion s'est opérée par voie inter-humaine, ce blessé ayant été en contact avec un autre homme tétanique qui, lui, pouvait être classé dans l'une des catégories précédentes.

Ajoutons que Verneuil fournit de nombreuses observations venant à l'appui de ces diverses formes de contagion.

TROISIÈME PREUVE. — *Distribution géographique du tétanos humain et du tétanos équin.* — En étudiant la distribution géographique des cas de tétanos humain et équin qui lui ont été signalés, Verneuil a, été aux conclusions suivantes :

1° Le tétanos humain et équin se montre d'ordinaire dans les mêmes localités et y présente des rapports numériques constants, la fréquence ou la rareté du tétanos humain dépendant du plus ou moins grand nombre de cas de tétanos équin observés. Ainsi par exemple, dans la Manche, les vétérinaires déclarent que le tétanos équin est rare (Poupeville, Marquand, etc.) : aussi les médecins observent rarement le tétanos chez l'homme. (Observations de Leneven, Le Clerc, Bernard, Letourneur, Denocq, etc.).

Dans le Calvados c'est l'inverse : le tétanos équin y est fréquent, de l'avis des vétérinaires (Beautier, de Lisieux, etc.) et d'autre part les médecins voient souvent des hommes tétaniques (Notta, de Lisieux).

2° Toute proportion gardée le tétanos équin est plus commun que le tétanos humain.

3° Ces rapports numériques peuvent être toutefois changés et même intervertis dans des cas d'endémies ou d'épidémies de tétanos équin ou humain ou de transmission inter-humaine en longues séries.

4° Ces endémies de tétanos équin ou humain règnent d'ailleurs simultanément dans certains territoires circonscrits (Morvan, de Lannilis; Ricochon, de Champdeniers; Plain, de Sens).

5° Là où le tétanos équin diminue, le tétanos humain tend à disparaître. Aussi l'antisepsie appliquée à la castration a produit cet effet en bien des cas, et surtout dans le Calvados où la mortalité par tétanos chez les chevaux était auparavant très élevée (Notta, de Lisieux).

C'est en se basant sur ces trois ordres d'arguments que Verneuil conclut à l'origine équine du tétanos.

D. Critique de la théorie équine. — La théorie sur l'origine équine du tétanos a été l'objet de critiques nombreuses que nous trouvons disséminées dans les travaux de Saucerotte, Ricochon, Perron, Guelpa, Gautier, Verhoogen et Baërt; Nocard, Trasbot et Leblanc ont aussi combattu cette théorie, à l'Académie de médecine. Quant à nous, nous pensons que ces critiques sont légitimes et nous n'hésitons pas à nous déclarer résolument l'adversaire de la théorie équine du tétanos. Les notions dont dispose aujourd'hui la doctrine infectieuse du tétanos ne conduisent qu'à une seule affirmation pleinement justifiée : l'origine tellurique de cette affection.

La théorie émise par Verneuil repose, comme nous l'avons vu, sur deux hypothèses ;

1° Le tétanos vient du cheval comme la rage vient du chien ;

2° Le cheval peut être tétanifère sans être tétanique.

Nous discuterons d'abord la valeur de ces deux hypothèses pour passer ensuite en revue les trois arguments exposés plus haut.

a) *Critique de ces deux hypothèses.* — I. *Première hypothèse :* Le tétanos vient du cheval comme la rage vient du chien. — Est-il vrai de dire que le tétanos nous vient du cheval? Nous ne nierons pas que le cheval est souvent atteint de tétanos, qu'il peut transmettre sa maladie à l'homme et que cette transmission peut se faire directement ou indirectement : ce sont là des vérités que nous ne saurions contester, mais ce n'est pas là ce qu'il s'agit de savoir. Le point en litige ici est le suivant: a-t-on le droit de supposer que le cheval tétanique est *l'origine première* et non pas le sol?

α) La principale raison invoquée par Verneuil est tirée de la fréquence du tétanos équin: le cheval est plus souvent que les autres animaux atteint de cette maladie. Mais cette fréquence du tétanos chez le cheval trouve une explication bien facile : par son mode d'utilisation le cheval est exposé, plus que tout autre animal domestique, à des refroidissements fréquents ce qui prépare le terrain à l'infection tétanique; il est exposé à de nombreuses blessures provoquées par le contact des harnais, par les obstacles des routes, par les coups qu'il reçoit. Souvent ces animaux se couronnent, se mordent entre eux. On pratique sur eux de nombreuses opérations. Atteint presque constamment d'une lésion plus ou moins considérable des téguments, le cheval se meut dans un milieu dans lequel les germes tétaniques se trouvent en abondance *sans que l'on sache trop pourquoi* : ces germes existent, on le sait, dans le fumier sur lequel le cheval se couche, dans la terre et la poussière dont son corps s'imprègne pendant les longues courses sur les routes, dans le foin qui lui sert de nourriture. Dans ces conditions on devrait plutôt s'étonner que le cheval ne devînt pas encore plus souvent tétanique.

Si chez le bœuf et le mouton le tétanos est moins fréquent c'est que ces animaux sont bien moins exposés que le cheval à contracter cette maladie : le bœuf, au travail, marche lentement, ne sue jamais et n'est pas par conséquent exposé à se refroidir comme le cheval ; en raison de son tempérament calme et impassible, de son utilisation à peu près exclusive aux travaux de culture et de la façon relativement peu brutale dont on le traite il est moins exposé que le cheval à se blesser. Le mouton est bien plus encore que le bœuf à l'abri de ces influences fâcheuses; il ne travaille pas, on ne pratique sur lui que très peu d'opérations. Si l'on comparait dans des statistiques parallèles, d'un côté, le nombre de moutons blessés à celui des mêmes animaux devenus tétaniques, de l'autre le nombre immense de chevaux blessés à ceux qui contractent le tétanos il est probable que la proportion serait la même dans un cas comme dans l'autre. Si même on en croit Trasbot, qui insiste tout particulièrement sur cette question, la proportion serait plus fo.te du côté des moutons.

L'argument « fréquence » n'a d'ailleurs ici qu'une importance minime. A la Louisiane et à Cayenne les enfants nègres sont infiniment plus souvent atteints de tétanos que les enfants blancs. Mais serait-on autorisé à se baser sur ce fait pour prétendre que le tétanos est *d'origine nègre* ? Ce ne serait guère admissible !!

β) Le cheval constitue-t-il le terrain de culture par excellence du germe tétanique? Évidemment non; les expériences de MM. Trasbot et Leclainche l'ont amplement démontré. Ces expériences ont démontré que:

1° L'inoculation du virus tétanique est plus difficile à réaliser sur le cheval que sur le lapin.

2° Le virus tétanique inoculé au cheval s'atténue par le passage sur cet animal.

« Et ce dernier point, ajoute M. Trasbot, est très important.
» Si, en effet, après s'être assuré que l'activité de l'agent téta-
» nique s'éteint par son passage dans certains organismes, on
» constatait qu'il se conserve chez le cheval et s'y propage in-
» définiment, comme cela se voit pour la morve, on serait en
» droit de supposer que le cheval représente plus particulière-
» ment son terrain de pullulation. Mais jusqu'à présent rien de
» semblable n'a été constaté: ceux qui ont inoculé le tétanos au
» cheval n'on pu le reproduire que jusqu'à la troisième géné-
» ration ».

Par conséquent l'expérimentation n'est guère favorable à la théorie équine du tétanos.

γ) L'étude de la septicémie est pleine d'instruction sous ce rapport. En 1875, Lignol, vétérinaire de Paris, démontra que par l'inoculation à des moutons ou à des cobayes du sang de chevaux sains, tués par asphyxie, on déterminait chez ces animaux une affection mortelle que l'on pouvait ensuite reproduire en série indéfiniment. Pasteur et Joubert prouvèrent que cette maladie était la septicémie gangréneuse produite par le vibrion septique. On eut pu dès lors soutenir que la septicémie gangréneuse était d'origine équine ; c'eut été là une grave erreur. Les élèves de Pasteur ont en effet démontré depuis que le fait signalé par Lignol n'est pas spécial au cheval. Les germes du vibrion septique sont extrêmement répandus autour de nous, ils existent en grande quantité dans le sol ; ingérés par les animaux avec leurs aliments ils peuvent, au moment de la mort, envahir l'organisme. Or la terre renferme à côté du vibrion septique, le bacille de Nicolaïer, l'expérimentation a démontré que ce qui est vrai pour l'un est également vrai pour l'autre.

II. *Deuxième hypothèse*: Le cheval peut être tétanifère sans

être tétanique. — Pour démontrer le rôle important joué par le cheval dans la propagation du tétanos, Verneuil, dans la grande majorité de ses observations, nous montre que le blessé a été en relation directe soit avec un cheval non tétanique, soit avec un objet lui ayant appartenu, servant à son usage, souillé par lui. Or ce cheval sain il le considère comme suspect ; il est dit-il malsain, car il est tétanifère. Cette propriété tétanifère, le cheval ne la possède pas parce qu'il appartient à la classe des solipèdes : elle lui vient de ce que, tout en étant et en restant sain, il a été en contact médiat ou immédiat avec un cheval tétanique. Dès lors « il porte en lui, dit Verneuil, sans en être infecté, le mi-
» crobe tétanique, tout comme le médecin dissémine dans sa
» clientèle les différents virus dont ses mains, ses instruments
» ou ses vêtements sont chargés ».

À la rigueur on peut admettre que des chevaux non tétaniques soient tétanifères mais si le cheval est tétanifère il ne l'est que secondairement grâce au sol avec lequel il est constamment en contact et qui dépose les germes tétaniques sur son enveloppe extérieure. Cela peut lui arriver comme à tout autre objet placé dans les mêmes conditions que lui : tout ce qui touche la terre, tout ce qui est imprégné par elle est tétanigène parce que la terre renferme le bacille de Nicolaïer : voilà le seul fait qui ait été scientifiquement démontré : en s'écartant de cette vérité on risque fort d'errer dans le domaine de l'imagination. Dans tous les cas cités par Verneuil de blessés devenus tétaniques à la suite de morsures ou de coups de pied de cheval, de blessures en contact avec des *déjections* de cheval, l'origine tellurique de l'infection est des plus manifeste : Pour les coups de pied le problème est bien simple étant donné que les sabots des chevaux sont imprégnés de terre et de fumier. Pour les morsures nous ferons d'abord remarquer que ce sont des plaies contuses et l'on sait que le tétanos aime ces traumatismes probablement parce que le bacille de Nicolaïer trouve dans ce genre de plaies un milieu relativement anaérobie ; ensuite les expériences de Rietsch et de Capitan démontrent que le bacille du tétanos existe dans le foin d'où il peut facilement passer dans la bouche des chevaux. Ces micro-organismes peuvent vivre dans la salive du cheval sans lui nuire en aucune façon tant qu'une plaie ne viendra leur permettre de pénétrer dans l'organisme, tout comme la salive de l'homme renferme des pneumocoques et d'autres bacilles qui n'exercent, en général, aucune action sensible sur lui.

Pour les déjections nous pouvons citer quelques expériences qui plaident en faveur de notre thèse.

Jeannel et Laulanié n'obtinrent aucun résultat en inoculant, par voie hypodermique, du liquide renfermant du crottin de cheval pris entre les pavés d'une écurie.

Mais Sormani et Sanchez Toledo et Veillon ont démontré que les selles de chevaux non tétaniques peuvent renfermer le bacille du tétanos et se montrer virulentes pour les animaux auxquels on les inocule.

Dans les expériences de Sormani on peut évidemment soutenir que les selles des animaux avec lesquelles furent instituées ses expériences ne sont devenues virulentes que par suite de l'introduction, dans le tube digestif de ces animaux, d'aliments mélangés à des cultures du bacille du tétanos.

Sanchez Toledo et Veillon n'ont pas pratiqué chez le cheval une ingurgitation préalable de virus tétanique et pourtant les selles se montrèrent tétaniques. Ce fait, qui paraît tout d'abord en harmonie avec les idées de Verneuil, ne conduit pas en réalité à la théorie équine : les expérimentateurs en question ont, en effet, obtenu les mêmes résultats en se servant des selles du cheval qu'en employant de la bouse de vache. On sait d'ailleurs que les propriétés tétaniques, dont se montrent parfois douées les excrétions du cheval, sont dues à ce que cet animal ingère, avec ses aliments (foin, paille, herbages), toujours plus ou moins souillés par la terre, des spores du bacille du tétanos. Ces spores, comme celles du vibrion septique, résistent à l'action des sucs digestifs et se retrouvent dans les excréments avec toute leur virulence. C'est là un fait qui peut s'observer non pas exclusivement chez le cheval mais chez tous les herbivores. C'est, par conséquent, toujours la terre qu'il faut incriminer en dernier lieu.

En résumé l'étude des deux hypothèses fondamentales de la théorie équine nous conduit à la conclusion suivante.

1° Jusqu'à plus ample informé, on doit admettre que le tétanos vient de la terre et non du cheval.

2° Le cheval peut donner le tétanos dans les deux conditions suivantes : lorsqu'il est tétanique ou lorsqu'il est tout simplement tétanifère ; dans ce dernier cas, qui est le plus fréquent, le cheval n'est qu'un agent de contagion médiat entre la terre et le blessé.

b) Critique des arguments invoqués par la théorie équine. — Nous aurons à examiner ici les trois ordres d'arguments invoqués par Verneuil à l'appui de sa théorie.

Premier argument. — Cet argument est tiré des professions exercées par les tétaniques : les victimes, dans un grand nombre d'observations, ont eu, de par leur métier, des relations évidentes avec les chevaux ou avec la terre fumée, avec leurs excréments.

Mais n'y a-t-il pas là, au lieu d'un rapport de cause à effet, une simple coïncidence, qui tient au milieu dans lequel la plupart de ces observations ont été recueillies ? A la campagne, en effet, tout le monde a plus ou moins affaire aux chevaux et les accidents y sont le plus souvent leur fait ou le fait de moteurs actionnés par eux.

En pareil cas, quand le tétanos se déclare, si on cherche le cheval on a infiniment de chance pour le trouver toujours. Qu'il soit la cause de la blessure, c'est un fait certain en bien des cas, mais ce n'est pas bien évident, dans la plupart des cas, que ce soit lui qui ait passé le tétanos à sa victime. On invoque l'hypothèse du cheval tétanifère. Pourquoi ? Ne trouve-t-on pas, à côté du cheval, une masse de circumfusa tétanifères à commencer par le sol ? Les individus qui exercent les professions qui, d'après Verneuil, prédisposent le plus au tétanos, ne sont-ils pas aussi souvent en rapport avec le sol ou avec les objets souillés par lui qu'avec le cheval ?

D'ailleurs on peut contester la réalité de cette prédilection du tétanos pour certaines professions. Voyons par exemple ce qui a lieu pour les cavaliers : Verneuil trouve dans les chiffres respectifs des cas de tétanos fournis par l'infanterie et par les armes à cheval un argument en faveur de son opinion. Ce fait est combattu par Saucerotte et par Perron.

Saucerotte (1) fait remarquer qu'en temps de paix les corps de troupes à cheval présentent des cas de traumatisme beaucoup plus nombreux et plus graves que l'infanterie. Ce fait suffit à expliquer pourquoi le chiffre brut des tétaniques est plus élevé dans la cavalerie que dans l'infanterie. Ce qu'il faudrait savoir, c'est si les blessés fournis par l'infanterie donnent un chiffre de tétaniques proportionnellement moindre que ceux de la cavalerie et de l'artillerie. Une remarque analogue peut s'appliquer à la population civile. Pendant dix ans (1876-1887) la garnison de Lunéville, comptant en moyenne 2.400 cavaliers et autant de chevaux, n'a pas fourni un seul cas de tétanos, bien que pendant ce temps 4.367 blessés ou malades aient été admis dans les salles d'hôpitaux. Pendant cette même période de dix ans la population civile (15,000 habitants) fournissait 23 cas de tétanos sur 3.947 décès. Ces cas de tétanos s'étaient produits chez des individus appartenant à des professions diverses (brodeur, cultivateur, écolier, jardinier, maçon, terrassier, charretier, etc.).

Perron insiste sur les ravages que devrait faire le tétanos, parmi les cavaliers, si la théorie équine était vraie : les cavaliers, en effet, tirent chaque jour avec leurs mains la litière de leurs chevaux, ils ont souvent des écorchures aux mains et pourtant le tétanos, chez eux, est relativement rare.

Deuxième argument. — L'enquête auprès du blessé fait toujours connaître le rôle du cheval, même lorsqu'il s'agit de gens qui, par leur profession, n'ont pas de rapport direct avec lui.

Mais ici de deux choses l'une : ou bien le blessé a été en rapport plus ou moins direct avec un cheval tétanique, et alors il s'agit d'un simple fait de contagion équino-humaine, ou bien le cheval avec lequel le blessé a été en relation était sain et alors c'est à la terre qu'il faut demander le pourquoi de l'infection. En outre quelle est la personne qui soit à la ville, soit à la campagne, n'est pas au moins une fois par jour en « rapport indirect » avec le cheval tel que le comprend M. Verneuil ?

(1) Saucerotte, *Gaz. hebd. de méd. et de chir.*, janv. 1887.

Comment expliquer ensuite les cas de tétanos qui ont été observés chez des blessés n'ayant eu aucun rapport fortuit avec le cheval ou avec un objet quelconque lui ayant appartenu. Ces cas échappent totalement à l'influence équine. Voici leur exposé.

1° Tétanos sur les vaisseaux. — Verneuil dit avoir consulté deux chirurgiens de marine qui lui ont affirmé n'avoir jamais constaté un cas de tétanos à bord d'un vaisseau. Mais d'autres auteurs ont démontré que ce fait peut se produire.

Ricochon (1) cite les deux faits suivants. — I. Le docteur Roulland (de Niort), médecin de la marine, a vu le tétanos éclater à bord d'un vaisseau chez des individus tombés de la mâture ou qui s'étaient fait des blessures en engageant leurs mains entre le plat bord et les canons. — II. Le docteur Carré (de St-Maixent), étant au large de Suez, a vu le tétanos frapper un jeune nègre qui avait été amputé de la dernière phalange du petit orteil.

« D'ailleurs, ajoute Ricochon, le pont du vaisseau battu par
» les chaussures des personnes venant de la terre doit être con-
» sidéré comme un prolongement du sol. »

Gailhard (2) raconte qu'un mécanicien à bord d'un cuirassé, s'étant blessé à la main, quatre jours après le départ, à 200 lieues de la côte, on fut obligé de lui amputer le poignet : le tétanos se déclara seize jours après l'amputation. Depuis le départ ce blessé n'avait jamais quitté le bord et à bord de ce vaisseau il n'y avait jamais eu de chevaux.

Fontan (3) publie trois observations analogues. Le docteur Pfilh observe un cas de tétanos, chez un indien, à bord d'un navire d'émigrants, sept jours après avoir quitté Calcutta.

Le docteur Boutin a eu à traiter un tétanique à bord du transport « La Creuse ». Il faut cependant ajouter qu'il y avait dix chevaux à bord de ce navire.

Le docteur Léonard reçoit, à l'hôpital de Pondichéry, un nègre débarqué d'un navire sur lequel il avait contracté le tétanos à la suite d'une blessure. Il n'y avait pas de cheval à bord et le

(1) Ricochon, *Gaz. hebd. de méd. et de chir.*, 1888. — (2) Gailhard, *Union médicale*, 1888, p. 114. — (3) Fontan, *loc. cit.*

tétanos était survenu alors que le navire était en pleine mer.

Messer (1), chirurgien de la « Pearl », a raconté comment le commodore et deux marins, blessés par les flèches des naturels de l'île de Santa-Cruz près Vainkow, périrent du tétanos, en pleine mer. Le tétanos est très fréquent dans ces parages et cependant les indigènes ne possèdent que très peu ou pas de chevaux.

2° Tétanos dans les pays où il n'y a pas de chevaux. — On lit dans la *Climatologie médicale* de Lombard (2) que le tétanos a été observé dans l'Afrique centrale où cependant il n'y a point de chevaux.

On lit de même dans l'article *Géographie médicale* du Dictionnaire de Dechambre, que le tétanos est très fréquent parmi les nègres de l'Afrique tropicale. Cependant, on sait que les nègres n'ont point de rapport avec les chevaux qui leur inspirent une crainte toute particulière. D'ailleurs la pénurie et même l'absence complète d'Equidés dans l'Afrique centrale ressort des publications d'un grand nombre d'explorateurs parmi lesquels nous citerons : Barth, de Brazza, Schwenfurlt ; Caméron, Livingstone, Trivier et Stanley.

Labonne (3) a reconnu, dans son voyage dans les îles du nord de l'Atlantique, combien le tétanos était fréquent parmi les enfants nouveau-nés de ces régions : pourtant à St-Kilda et à Westermayer, il n'y a jamais eu de chevaux.

Fontan (4) fournit encore à ce sujet des renseignements précieux : à la Guyane, où il n'y a qu'un très petit nombre de chevaux, le tétanos est très fréquent. Aux îles du Salut, il n'existe pas un seul cheval et pourtant le tétanos y a été observé (obs. d'Alise en 1885). A Madagascar le tétanos sévit fréquemment sur les nouveau-nés et le cheval est si peu répandu dans ce pays, que la plupart des indigènes n'en avaient jamais vu avant l'expédition française.

Les naturels des Nouvelles Hébrides et probablement ceux des îles Santa-Cruz et des îles Salomon empoisonnent leurs flèches de guerre : les blessures produites par ces flèches sont

---

(1) MESSER, *The Lancet*, 1875. — (2) LOMBARD, *Climatologie méd.*, 1880, Paris, p. 436. — (3) LABONNE, *loc. cit.* — (4) FONTAN, *loc. cit.*

habituellement suivies de tétanos (faits de l'évêque Patterson, des navires « Rosario » et la « Pearl »). Un médecin de la marine, Ledantec (1), est parvenu, il y a quelque temps, à apprendre que ces flèches étaient enduites avec de la terre de marais, desséchée. En inoculant à des cobayes le produit du raclage de plusieurs de ces flèches, Ledantec a pu donner le tétanos à ces animaux. Cet auteur remarque que les indigènes de ces îles n'ont aucune espèce de rapport avec des chevaux.

3° **Tétanos des nouveau-nés.** — Attribue-t-on une origine équine au tétanos des nouveau-nés? Nous ne voyons pas que les nouveau-nés ni leurs nourrices aient de fréquents rapports avec les chevaux. Mais nous savons d'autre part que le tétanos est, dans ces cas, occasionné par le manque de soins, par l'infection de la plaie ombilicale produite par des pansements sales. En lisant le mémoire si intéressant de Stadfeldt il est bien difficile d'invoquer le cheval dans les observations rapportées par cet auteur.

4° **Tétanos des femmes accouchées.** — Une remarque analogue peut être faite à propos du tétanos puerpéral. Gautier (2), dans son étude sur la pathogénie du tétanos puerpéral, conclut que la pathogénie équine est à peu près hors de cause dans la question.

5° **Cas négatifs.** — Il s'agit ici de sujets qui non seulement n'étaient pas exposés, par leur profession, à avoir des rapports directs ou indirects avec les chevaux, mais qui encore, au moment de leurs blessures ou après, n'avaient subi, en aucune manière, ces contacts ni celui d'autres tétaniques. Ces faits contradictoires sont nombreux. Verneuil, avec beaucoup de franchise, a publié plusieurs observations de ce genre.

Perron, dans sa thèse, nous montre également le tétanos frappant des malades atteints d'affections chirurgicales diverses n'ayant pas été occasionnées par un traumatisme (ulcères, caries osseuses, acné, gangrène des membres, etc.) et où l'influence équine, même indirecte, fait complètement défaut.

En résumé l'enquête faite auprès des tétaniques ne démontre

(1) Ledantec, *Annales de l'Institut Pasteur*, 25 nov. 1890. — (2) Gautier, *Revue de la Suisse Romande*, 1888.

pas toujours que le cheval a joué le principal rôle dans la production du tétanos.

Troisième argument. Distribution géographique du tétanos équin et humain. — Voici les remarques que suggère l'étude des conclusions émises à ce sujet par M. Verneuil, lorsqu'on examine à fond les faits sur lesquels elles s'appuient :

a) Dans les régions où des cas de tétanos équin et humain s'observent fréquemment, cette fréquence peut s'expliquer facilement par les propriétés tétanigènes du sol.

b) Dans les régions où le tétanos équin est plus fréquent que le tétanos humain, on ne voit pas comment le rôle infectieux du sol perdrait ses propriétés.

c) Dans certaines régions enfin, c'est la proportion inverse qui s'observe, le tétanos humain étant plus fréquent que le tétanos équin : en appliquant ici la loi de fréquence invoquée par Verneuil, ce serait l'homme qu'il faudrait considérer comme étant la cause première du tétanos.

Nous avons terminé la critique des arguments invoqués par Verneuil. Elle nous conduit à cette conclusion :

Le tétanos n'a pas une origine équine, mais tellurique.

B. — Origine tellurique du tétanos.

Nous aurons à envisager ici : 1° l'origine paludéenne du tétanos ; 2° l'origine tellurique proprement dite de cette affection.

I. — **Origine paludéenne.** — Certains auteurs tendent à expliquer le tétanos par l'action du germe palustre. Les rapports entre le tétanos et l'impaludisme sont, il est vrai, des plus étroits et l'on doit reconnaître une véritable valeur aux faits qui servent de point d'appui à cette théorie. Elle invoque trois groupes de faits importants :

PREMIER GROUPE : *Existence de l'accès pernicieux tétanique de la malaria.* — Cette forme de la fièvre paludéenne signalée par

Bajon (1), Gassaud (2), Maillot (3), Armand (4), et plus récemment étudiée par Conral (5), Morel (6) et Sanquer (7) est définitivement classée dans le cadre de la malaria par les travaux récents de Périnelle (8), Colin (9) et Kelsch (10). Il est, par conséquent, hors de doute que l'impaludisme peut revêtir la symptomatologie du tétanos, mais dans cette manifestation le microbe de Nicolaïer n'est pas en cause : le germe palustre agit tout seul et l'affection est justiciable de la quinine.

DEUXIÈME GROUPE : *Existence du tétanos à forme intermittente chez les paludéens.* — Le tétanos peut revêtir la forme intermittente chez l'homme paludéen. Cette modalité symptomatique se rencontrerait particulièrement dans les régions où règne la malaria. C'est là une forme assez rare de tétanos, mais son existence est certaine : les observations de Gauka (11), Bishop, Robin (de la Côte S. André) et Herpins en font foi (12). Plus récemment les thèses de Lagardette (13) et de Burlet (14) l'admettent également. Enfin Verneuil (15) dans son étude sur les rapports des traumatismes et de l'impaludisme admet aussi que, sous l'influence de la malaria, le tétanos peut se montrer sous forme d'accès.

Le pronostic du tétanos à accès est relativement bénin ; on trouve, en effet, dans la quinine un agent de guérison presque certain pour cette maladie.

Remarquons-le pourtant, c'est du microbe de Nicolaïer qu'il s'agit ici, c'est de lui que relèvent les accidents tétaniques. La modalité intermittente, la bénignité relative, la curabilité par le quinine sont autant d'éléments qui dépendent de la nature du terrain paludéen.

D'autre part les études récentes sur les associations microbiennes permettent d'avancer l'hypothèse suivante : « Le bacille

(1) BAJON, *Histoire méd. de Cayenne*, 1877. — (2) GASSAUD, *Mém. de méd. et de pharm. milit.*, 1832. — (3) MAILLOT, *Traité des fièvres*, 1836. — (4) ARMAND, *L'Algérie médicale*, 1854. — (5) CONRAL, *Montpellier méd.*, 1864. — (6) MOREL, *Mém. de méd. et de pharm. milit.*, 1865. — (7) SANQUER, *Thèse de Paris*, 1869. — (8) PÉRINELLE, *Thèse de Paris*, 1889. — (9) COLIN, Art. Fièvres. inter., in *Dict. Dechambre*, 1889. — (10) KELSCH, *Traité des fièvres intermittentes*, Paris, 1889. — (11) GAUKA, in COLIN, *Thèse de Paris*, 1888. — (12) In COLIN, *Thèse de Paris*, 1888. — (13) LAGARDETTE, *Thèse de Montpellier*, 1856. — (14) BURLET, *Thèse de Montpellier*, 1872. — (15) VERNEUIL, *Bull. Acad. méd.*, 1881.

tétanique pourrait subir une certaine atténuation lorsqu'il se développe sur un même terrain simultanément avec le germe palustre. Pour vérifier cette hypothèse Bossano (1) a inoculé des cobayes avec le sang d'un sujet paludéen et ensuite il a de nouveau inoculé ces animaux, au bout d'un certain temps, avec de la terre tétanigène. Il a pu ainsi constater que le tétanos a chez ces animaux une évolution plus longue et moins régulière que chez les cobayes neufs inoculés avec la même terre.

TROISIÈME GROUPE : *Le traumatisme, chez un blessé paludéen, peut provoquer un accès pernicieux tétanique.* — On voit combien cette question est délicate. Il s'agit d'un blessé, il y a traumatisme ; puis voilà que surviennent des phénomènes tétaniformes. Il est clair que l'on peut croire que l'on a affaire à un cas de tétanos vrai. Il n'en est rien : le sujet est paludéen et le traumatisme n'a fait, en réalité, qu'amener un réveil de cette affection qui se présente avec les symptômes du tétanos : c'est l'accès pernicieux tétanique.

Cette influence du traumatisme sur l'impaludisme est aujourd'hui admise par tous les auteurs qui se sont occupés de la question.

Conral, Sanquer affirment que le traumatisme a été souvent la cause déterminante d'accès pernicieux tétaniques. Verneuil, puis Taieb-Oueld-Morsly (2) son élève donnent des observations dans lesquelles le traumatisme a été la causse occasionnelle d'accidents paludéens.

Enfin Périnelle dit ce qui suit : « Si nous prenons le cas d'un » blessé déjà paludéen, nous voyons que chez lui la diathèse » paludéenne réveillée par le traumatisme peut se manifester » par des phénomènes tétaniques : c'est l'accès pernicieux à » forme tétanique et les accidents convulsifs se produisent d'autant plus rapidement que les centres nerveux sont rendus » plus excitables par le poison malariaque qui a pour eux une » prédilection marquée ».

Les faits précédents établissent bien les rapports qui existent entre le tétanos et la malaria. C'est en se fondant sur ces rap-

(1) Bossano, in *Bull. de la Soc. de biologie*, 6 juillet 1889. — (2) Taieb-Oueld-Morsly, Thèse de Paris, 1881.

ports que certains auteurs sont allés jusqu'à vouloir expliquer le tétanos spontané et même le tétanos traumatique par l'action du germe palustre.

1° ASSIMILATION DU TÉTANOS SPONTANÉ A L'IMPALUDISME. — Périnelle, se basant sur la grande analogie qui existe entre le tétanos spontané et l'accès pernicieux tétanique, croit que ces deux maladies sont identiques.

On doit évidemment protester contre cette tendance : certainement les observateurs qui exercent dans les pays chauds ont dû bien souvent confondre ces deux affections. Cependant au point de vue symptomatique il y a entre le tétanos spontané et l'accès pernicieux tétanique des différences que Périnelle est le premier à reconnaître. Au point de vue étiologique le tétanos spontané n'est, on le sait, qu'un tétanos traumatique dont on n'a pas pu découvrir la porte d'entrée de l'infection et qui est produit par le bacille de Nicolaïer.

Enfin au point de vue thérapeutique, le sulfate de quinine est loin de triompher du tétanos spontané comme de l'accès pernicieux tétanique.

2° ASSIMILATION DU TÉTANOS TRAUMATIQUE A L'IMPALUDISME. — L'assimilation du tétanos traumatique à l'impaludisme a été franchement tentée par Armand et par Sanquer. C'est là une tentative un peu hardie. Que dans les pays chauds on traite un tétanique par la quinine, de crainte de commettre une erreur de diagnostic, cela se comprend. Mais de là à assimiler le tétanos à l'impaludisme, il y a un grand pas à faire et ce pas les notions que nous possédons aujourd'hui sur le bacille du tétanos ne permettent pas de le franchir.

Il résulte de ce qui précède que les rapports du tétanos et de l'impaludisme sont des plus intimes : ce sont deux maladies infectieuses d'origine tellurique mais produites par des micro-organismes différents et pouvant peut-être s'influencer mutuellement quand ils se développent simultanément chez le même individu.

II. — **Origine tellurique proprement dite.** — L'origine tellurique des germes tétaniques, admise par Nicolaïer dès 1884, est de nos jours acceptée par la plupart des auteurs. Aussi en présence d'un blessé tétanique, quand on ne trouve pas la contagion inter-humaine ou équino-humaine, on doit admettre que c'est la terre qui a amené l'infection soit directement soit indirectement par les nombreux corps qui peuvent être, à chaque instant, souillés par elle.

A. PREUVES DE LA THÉORIE TELLURIQUE. — La démonstration du rôle que joue la terre dans la production du tétanos résulte déjà des critiques que nous avons adressées à la théorie équine. On peut la faire directement en examinant les arguments cliniques et expérimentaux qui plaident si puissamment en sa faveur.

1° *Arguments cliniques.* — Verneuil (1) a fourni lui-même des observations nombreuses qui démontrent le rôle puissant du sol dans l'infection tétanique. Il a rangé ces observations en plusieurs groupes :

a) Blessures souillées par le fumier autant chez l'homme que chez le cheval ;

b) Blessures de cause et de nature diverses siégeant sur des parties du corps en contact fréquent avec la terre.

c) Plaies de cause et de nature diverses souillées par la terre au moment de leur production ou peu de temps après.

d) Plaies causées par des agents vulnérants traînant sur la terre.

Ricochon divise ses observations en trois catégories :

α) Tétanos par blessures des pieds;

β) Tétanos par blessures des mains;

γ) Tétanos par plaies siégeant ailleurs qu'aux mains et aux pieds, mais ayant touché le sol ou des objets en contact avec le sol.

Ricochon (2) remarque qu'il arrive ainsi à faire entrer, sans effort, tous les cas de tétanos dans cette classification basée sur le rapport constant que les plaies avaient affecté avec le sol ou avec les objets en contact habituel avec lui. Nous renvoyons le lecteur aux mémoires si intéressants de Verneuil et de Ricochon pour l'étude de ces observations si instructives. Verhoogen et Baërt fournissent également dans leur travail déjà cité,

(1) VERNEUIL, *Bull. Acad. de méd.*, 1889, p. 303-307 et suiv.— (2) RICOCHON, *Gaz. hebd. de méd. et de chirurgie.* 1888, n° 36.

touchant le siège des blessures suivies de tétanos, les statistiques de « Guy's hospital », celles de Bauer et de Wallace qui plaident dans le même sens.

2° *Arguments expérimentaux.* — Ces arguments se trouvent consignés dans le chapitre que nous avons consacré aux recherches des auteurs qui ont reproduit le tétanos en faisant des inoculations avec la terre. Les expériences positives de ces auteurs démontrent suffisamment la virulence de la terre.

B. Modes divers de l'infection tellurique. — Nous ne pouvons pas évidemment exposer ici la liste de tous les objets qui étant en contact avec la terre sont, à ce titre, dangereux et peuvent, en se trouvant en rapport avec une plaie, donner naissance au tétanos.

En certaines circonstances, on pourrait se demander comment l'infection tellurique s'est effectuée, par exemple dans les cas de tétanos survenant après une blessure par coup de feu, sans chute du blessé sur le sol. Dans ces cas la balle en pénétrant dans le corps peut entraîner avec elle des fragments de vêtements contenant des germes tétaniques. Ces germes viennent du sol avec lequel, pendant les nuits de bivouac, les marches, les combats, l'uniforme du soldat est souvent en contact : voilà pourquoi les statistiques démontrent que les blessures par balles sont plus souvent suivies de tétanos que les plaies par armes blanches qui piquent, percent ou coupent l'étoffe, tandis que la balle l'enfonce dans la plaie (Verhoogen et Baërt). Signalons en passant le fumier et le fourrage pour arriver au rôle que peuvent jouer l'eau et l'atmosphère comme agents médiats entre la terre et le blessé.

1° *Rôle des eaux dans l'infection tétanique.* — Le rôle des eaux dans le développement du tétanos n'a été jusqu'ici que très peu étudié.

Il y a d'abord une première distinction à faire, avec Verneuil (1), suivant qu'il s'agit de l'eau de pluie, de l'eau de mer, de l'eau infiltrée dans le sol ou de l'eau amassée à sa surface (étangs, mares, rivières, réservoirs, citernes, etc.).

1° Eaux de pluie. — Certains auteurs attribuent à la pluie

(1) Verneuil, *Bull. Acad. de méd.*, p. 245 et suiv., 1889.

une influence notable dans le développement du tétanos et citent à l'appui de leur opinion certains cas où la maladie s'est développée épidémiquement après de fortes pluies ou sporadiquement, chez des individus blessés ou non, ayant reçu une forte averse et ayant gardé sur eux plus ou moins longtemps des vêtements mouillés, comme dans l'observation de Verneuil (1). Il est certain aussi que plus d'un poulain, ayant subi la castration et abandonné dans un champ, trempé par la pluie, a contracté le tétanos.

Mais il est facile de comprendre que dans ces divers cas l'eau n'a agi que par le refroidissement qu'elle a occasionné, cause évidemment favorable au développement du tétanos.

b) **Eaux de mer.** — On a prétendu que le tétanos s'observait fréquemment sur les plages et les côtes maritimes et on a attribué cette fréquence à l'action des eaux de mer. Mais l'eau de mer a beau mouiller journellement les marins, ceux-ci ne sont que rarement atteints par le tétanos. Citons cependant la seule observation que l'on possède sur ce point : le docteur Tremolz (2) rapporte le fait d'un pêcheur qui, blessé par une écaille, resta longtemps dans la mer, jusqu'à arrêt de l'hémorrhagie, et contracta le tétanos.

c) **Eaux courantes ou stagnantes.** — Blanc (3) remarque qu'à Bombay, le tétanos survient avec une plus grande intensité pendant les mois où le choléra lui-même fait le plus de ravages. « Or il est un fait prouvé, dit Blanc, c'est que le cho» léra se transmet par l'eau ; pour moi l'eau est aussi le véhi» cule qui renferme les germes du tétanos. » Étant donné les propriétés tétanigènes du sol, le caractère infectieux des eaux courantes ou stagnantes paraît théoriquement possible.

Comme preuve du caractère tétanifère de ces eaux nous citerons, au point de vue expérimental, les expériences de Lop (4) de Marseille que nous avons exposées en détail plus haut. Lop a pu en effet communiquer le tétanos à des animaux en les inoculant avec de la vase prise au fond d'une mare dans laquelle

---

(1) VERNEUIL, *Revue de chirurgie.* Obs. CCXXXI, *loc. cit.* — (2) TREMOLZ, in *Cronica med. cir. de la Habana,* juillet 1887. — (3) BLANC (de Bombay), *loc. cit.* — (4) LOP (de Marseille), *loc. cit.*

avait été lavé le linge d'un enfant nouveau-né qui avait succombé au tétanos."

Au point de vue clinique on peut citer sept observations, mentionnées par Verneuil dans son rapport à l'Académie de médecine, ainsi que la relation de l'épidémie de la commune de la Charrière, exposée par Ricochon dans la *Gazette hebdomadaire de médecine et de chirurgie*, en 1888; nous l'avons reproduite plus haut dans tous ses détails. Citons enfin l'observation suivante rapportée par Lécuyer (1) : un enfant de 11 ans traverse une mare peu profonde : il tombe et se blesse au genou droit. Le tétanos survient chez cet enfant quelques jours après l'accident.

2° *Rôle de l'atmosphère dans l'infection tétanique.* — L'atmosphère a été suspectée de bonne heure par certains auteurs.

Bajon (2) croit que c'est dans l'air qu'il faut chercher la cause du tétanos.

Ed. Ellis (3) est du même avis et recommande de mettre les plaies à l'abri de l'air pour éviter le développement du tétanos.

Aujourd'hui on s'explique comment l'air peut jouer un rôle dans la production du tétanos : en effet l'air tient constamment en suspension des poussières venant du sol, lesquelles peuvent très bien recéler des germes tétaniques qui à un moment donné peuvent se déposer sur une plaie et l'infecter. Ce fait a été démontré pour la tuberculose : les crachats de tuberculeux abandonnés à l'air se dessèchent et sont ensuite transportés d'un point à un autre soit par l'air, soit par les mouches. Pourquoi n'en serait-il pas de même pour le tétanos.

Cette infectiosité de l'atmosphère par les poussières est acceptée avec assez de complaisance par bien des auteurs, parmi lesquels nous citerons Descroizilles (4), Bodet (5) (de Rochefort), Passarelli (6), Bonome (7), Ricochon (8), Verneuil (9), Vogel (10), etc.

(1) Lécuyer, *loc. cit.* — (2) Bajon, *Journal de médecine*, Paris, 1769. — (3) Ellis, *Manuel des maladies de l'enfance*, 1884. — (4) Descroizilles, *Revue médicale*, 1885. — (5) Bodet, cité par Verneuil (*Rev. de chirurgie*, 1887-88). — (6) Passarelli (Porto-Ricco, 1887). — (7) Bonome, *Arch. pér. des sc. méd.*, 1887. — (8) Ricochon, *Gaz. hebd. de méd. et de chir.*, août 1888. — (9) Verneuil, *Bull. Acad. méd.*, 1889, p. 351. — (10) Vogel, *loc. cit.*

En résumé les eaux, au moyen des détritus organiques, l'atmosphère par les poussières qu'elle renferme, peuvent provoquer l'infection tétanique.

PERSISTANCE DE LA VITALITÉ DES GERMES TÉTANIQUES DANS LE SOL. — La persistance de la vitalité des germes tétaniques contenus dans le sol ressort de deux ordres d'arguments :

1° *Arguments cliniques* : Ici nous renvoyons aux récits des endémies et des épidémies de tétanos qui nous prouvent que les germes tétaniques peuvent conserver pendant de longues années toute leur virulence.

2° *Arguments expérimentaux* : Ces arguments se trouvent dans les recherches de Carle et Rattone (1884), Nicolaïer (1884), Sormani (1889), Kitasato (1889), Bossano et Steullet (1889), Kitt (1890), Tizzoni (1890). Ces recherches ont été exposées en détail plus haut.

APPENDICE AU CHAPITRE VI.

ASSIMILATION DU TÉTANOS À LA RAGE. — Avant de quitter ce chapitre de l'origine du tétanos nous tenons, *dans le seul but d'être complet*, à dire quelques mots sur l'hypothèse émise par divers auteurs sur l'identité du tétanos et de la rage.

Dufouart (1) est le premier à appeler l'attention sur l'analogie symptomatique qui existe entre ces deux affections. Girard (2) (de Lyon) prétend que le même virus pourrait produire les deux maladies. Rose (3) est du même avis que Girard. Cet auteur a étudié particulièrement le tétanos hydrophobique : il voit dans cette affection le lien entre la rage et le tétanos classique. Coats (4), au nom de l'anatomie pathologique conclut, à l'identité de nature du tétanos et de la rage : cet auteur révèle, en effet, dans ces deux affections, des altérations semblables du système nerveux. Ross (5) aboutit à la même opinion : il note, comme Coats, de part et d'autre des lésions identiques.

Nous avons exposé en quelques mots cette théorie, mais nous

---

(1) DUFOUART, *Analyse des blessures d'armes à feu*, Paris, 1801. — (2) GIRARD, *Essai sur le tétanos rabien*, Lyon, 1809, p. 36 et 37. — (3) ROSS, in Dict. de PITHA et BILLROTH, art. Tétanos, 1870. — (4) COATS (de Glasgow), *Méd. Surg. transactions*, vol. LXI. — (5) ROOS (de Manchester), *Path. soc. et med. Times et Gaz.*, 17 mai 1879.

ne nous attarderons pas à la discuter. Si le moindre doute pouvait persister sur ce sujet, les recherches microbiologiques de notre époque pourraient suffire à dissiper un malentendu que la saine clinique ne permet pas de comprendre.

CHAPITRE VII. — CONCLUSIONS A L'ÉTUDE DE LA THÉORIE INFECTIEUSE.

Le tétanos est une maladie infectieuse frappant l'homme et diverses espèces animales.

Il présente le triple caractère endémique, épidémique et contagieux.

La contagion tétanique offre quatre variétés : inter-humaine, inter-équine, équino-humaine, humano-équine.

Le refroidissement n'a que la valeur d'une cause prédisposante, mettant l'organisme en état d'opportunité morbide.

L'infection tétanique est due au bacille de Nicolaïer.

Le bacille de Nicolaïer paraît agir sur l'organisme par l'intermédiaire de produits toxiques sécrétés par lui, sur la nature desquels on n'est pas encore complètement fixé.

Le tétanos spontané n'existe pas en tant qu'entité morbide indépendante : il peut être le plus souvent ramené au tétanos traumatique quand on recherche avec soin la porte d'entrée du virus. Quand celle-ci fait complètement défaut, c'est que le germe a envahi l'organisme par absorption comme le font certains autres micro-organismes (dothiénenterie, pneumonie, etc.).

Le tétanos puerpéral et le tétanos des nouveau-nés ne sont que des variétés de tétanos singularisées par la porte d'entrée du du virus.

Le bacille du tétanos peut s'associer dans l'économie à d'autres espèces microbiennes et surtout au vibrion septique.

Le tétanos est absolument indépendant de la rage, mais il offre des rapports intimes avec la malaria.

L'origine équine ne peut pas être acceptée.

Le tétanos est une affection d'origine tellurique : la terre et tous les corps souillés par elle, les eaux et les poussières peuvent servir de véhicule aux germes tétaniques.

La théorie infectieuse du tétanos conduit à un ensemble logique et cohérent de mesures dont l'application diminuera certainement le nombre des victimes de cette maladie.

1° Admettant la contagion inter-humaine, il faudra mettre tout tétanique dans un état d'isolement complet.

Désinfecter le lit et la chambre qu'il aura occupés.

Éviter de transporter avec les mains, les objets de pansement ou les instruments de chirurgie, les germes tétaniques d'un blessé à un autre. Pour cela, il faudra aseptiser les instruments, se purifier les mains et, en présence de plusieurs blessés à panser, finir toujours par le tétanique.

2° Admettant la contagion équino-humaine, il faudra :

Enfouir profondément les cadavres d'animaux tétaniques.

Désinfecter les locaux qu'ils auront habités.

Exiger la désinfection sérieuse des objets qui ont servi à leur usage.

Ne pas déposer de blessés dans des locaux qui peuvent avoir été souillés par des animaux tétaniques.

3° Admettant l'origine tellurique du tétanos, il faudra :

Procéder le plus tôt possible au nettoyage complet et à la désinfection de toute plaie souillée par la terre ; faire l'extraction de tous les corps étrangers que cette plaie peut contenir.

Ne pas oublier que l'infection tellurique peut se faire par des moyens fort divers : eaux infectées, poussières, morsures, coup de pied de cheval, toiles d'araignées, etc.

Ne pas négliger dans cet ordre d'idées les blessures les plus insignifiantes en apparence.

4° Admettant l'intervention d'un microbe pénétrant par la plaie et y sécrétant des ptomaïnes, il faudra chez tout tétanique :

Traiter le tissu environnant la plaie par des moyens énergiques (cautérisations, incisions, curage, bains antiseptiques).

Favoriser les sécrétions par des sudorifiques, des purgatifs, des diurétiques, afin de déterminer l'élimination des toxines introduites dans l'économie.

Ce traitement n'empêchera pas d'employer la quinine, surtout dans les cas de tétanos sans plaie et le traitement de Verneuil par le chloral dans toutes les variétés de tétanos.

Telles sont les prescriptions les plus importantes qui dérivent de l'adoption de la théorie infectieuse du tétanos.

Ces déductions nous démontrent, une fois de plus, l'importance des études pathogéniques.

APPENDICE

—

Nous donnons ci-dessous l'index bibliographique des publications parues sur la question du tétanos depuis la terminaison de notre monographie.

Vaillard et Vincent. — Contribution. à l'étude du tétanos, in *Annales de l'Institut Pasteur*, janvier 1891.

Bombicci. — Désinfection des substances souillées par le virus tétanique, in *Arch. per le Scienze med.*, XV, n° 2, 1891 ; in *Sperimentale*, 15 mars 1891.

Tizzoni et Cattani. — Sur une méthode de conférer à un animal l'immunité contre le tétanos, in *Centr. Bl. f. Bakt. u. Parasit.*, 16 février 1891, cité in *Semaine médicale*, 1891, p. 150.

Baginsky. — Traitement du tétanos par les injections de sérum sanguin de provenance animale, in *Comptes rendus de la Soc. méd. Berlinoise*, 4 fév. 1891, cité in *Semaine médicale*, 1891, p. 50.

Verneuil. — De l'homme tétanifère, in *Gaz. hebd. de méd. et de chirurgie*, 14 février 1891.

Vaillard. — Moyens de conférer aux lapins l'immunité contre le tétanos, in *Soc. de biologie*, 21 février 1891.

Rieder. — Sur un cas de tétanos traumatique, in *St-Pétersb. med. Wochenschrift*, XV, n° 6.

Sanchez Toledo. — Virulence du microbe du tétanos débarrassé de ses toxines, in *Soc. biologie*, 20 juin 1891.

Nissen. — Constatation d'une toxine dans le sang d'un homme atteint de tétanos traumatique, in *Deutsch. med. Woch.*, 11 janv. 1891.

Layral. — Nature et pathogénie du tétanos, in *Loire médicale*, 15 mai 1891.

Tizzoni. — Sulle proprieta dell' antitossina del tetano, in *Riforma medica*, 6 mai 1891.

Tizzoni et Cattani. — Propriétés de l'antitoxine tétanique, in *Centr. Bl. f. Bakt. u. Pvarasit.*, 26 mai 1891.

Vaillard. — Propriétés du sérum des animaux réfractaires au tétanos, in *Soc. de biologie*, 20 juin 1891.

Camara Pestana. — Diffusion du poison du tétanos dans l'organisme, in *Soc. de biologie*, 27 juin 1891.

TABLE DES MATIÈRES

Imp. O. Saint-Aubin et Thevenot, St-Dizier (Hte-Marne). — 30, passage Verdeau, Paris.

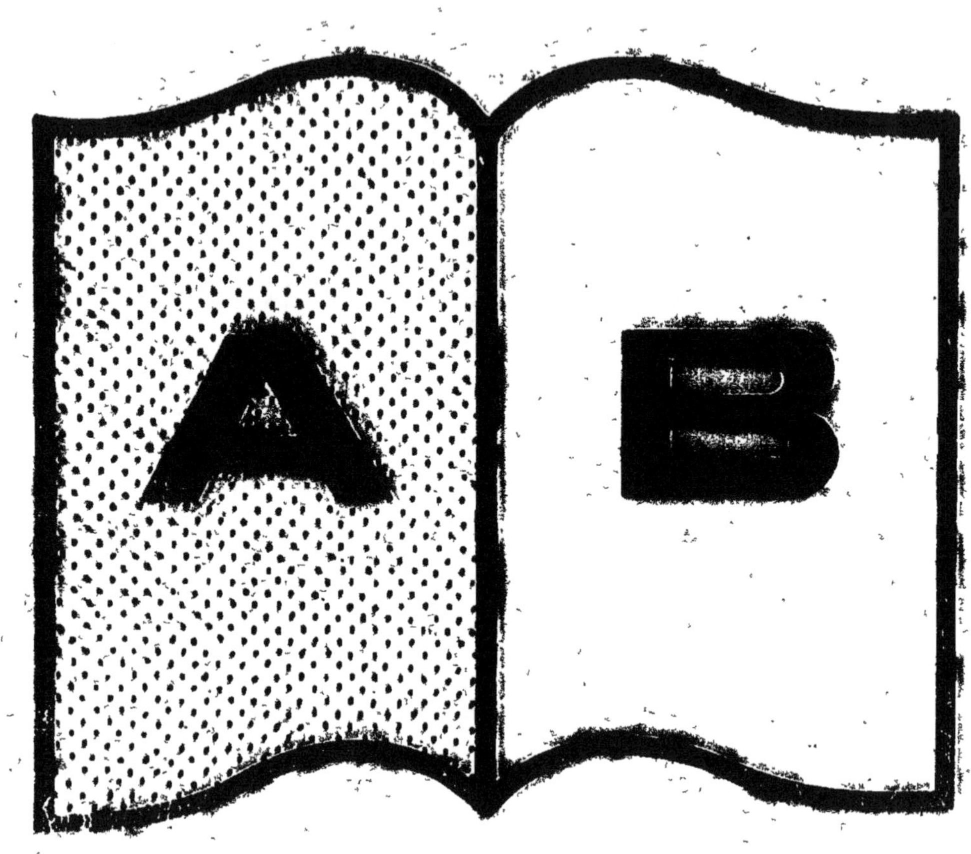

Contraste insuffisant

NF Z 43-120-14